W0197365

G. A. Ulmer

ERNÄHRUNG MIT VERNUNFT

gesund

gerecht

human

Günter Albert Ulmer Verlag

© by Günter Albert Ulmer Verlag
Schwabenstraße 97
7036 Schönaich
Telefon 07031/50659

Text, Fotos, Titel, Layout:
Günter A. Ulmer

Graphiken:
Helmut Pöschel

Reproduktionen:
Repro Studio Noelle
Theodor-Heuss-Str. 32
7512 Rheinstetten-Forchheim
Telefon 0721/518031

Satz und Druck:
Druckerei F. Steinmeier
Reutheweg 31
8860 Nördlingen
Telefon 09081/3929

Auslieferung:
Walter Verlag GmbH
Grißheimer Weg 36
7843 Heitersheim
Telefon 07634/948

ISBN 3-924191-12-3

INHALTSVERZEICHNIS

Gesundheit ist
nicht alles,
aber alles
ist nichts
ohne Gesundheit.

(Schopenhauer)

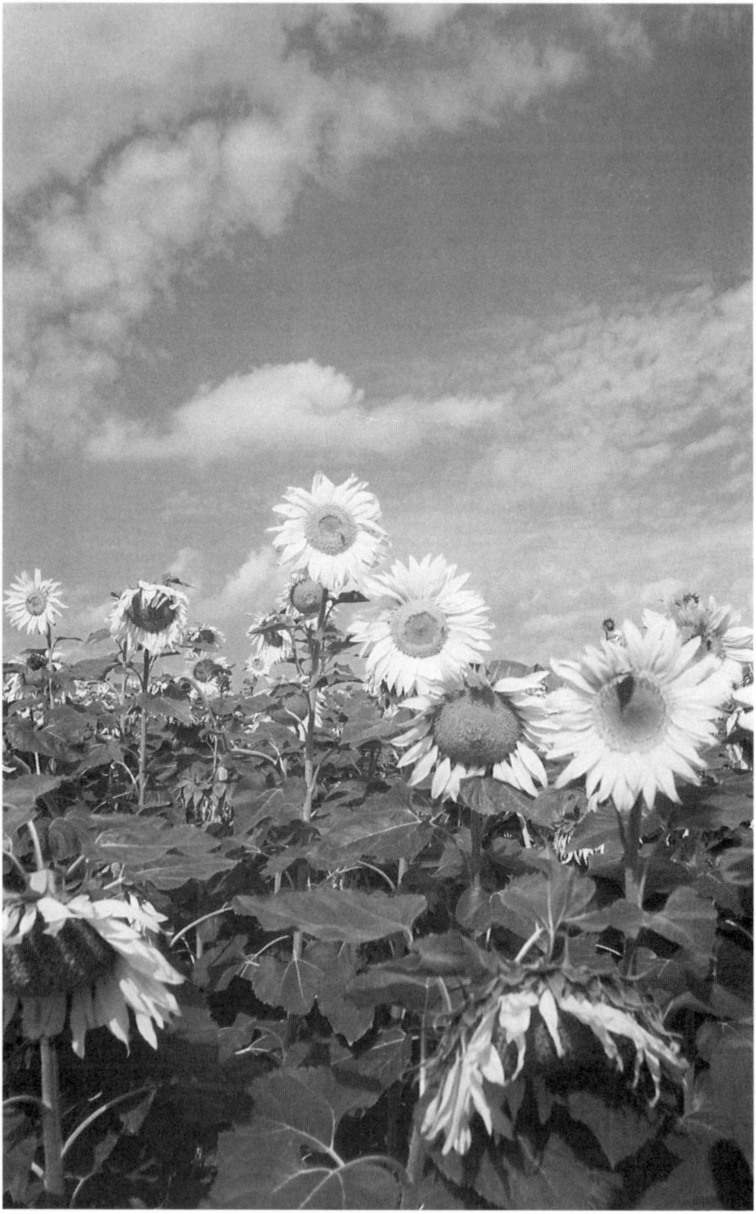

Vorwort

Die überwiegende Mehrheit der Bevölkerung wünscht sich vor allem Gesundheit. Das ist verständlich. Gesundheit ist nicht nur das Freisein von Schmerzen, sondern vielmehr der Besitz der vollen körperlichen und geistigen Frische und Leistungsfähigkeit.

Die Gesundheit sollte der natürliche Zustand aller Menschen sein. Gesundheit bedeutet, daß das Gleichgewicht der Kräfte im Körper nicht gestört ist.

Nun aber werden trotz enormer Fortschritte in der Technik und vieler Aufwendungen für medizinische Forschung immer mehr Menschen krank, und das Damoklesschwert eines Herzinfarkts oder gar des Krebses schwebt über jedem von uns.

Die schreckliche Geisel der Tuberkulose wurde zwar besiegt, aber die modernen Seuchen - nicht Infektionskrankheiten, sondern Störungen im chemischen Haushalt unseres Körpers - greifen in den Industrieländern erbarmungslos um sich. Über eine viertel Million Bundesbürger erleiden jährlich einen Herzinfarkt, Millionen haben Zuckerkrankheit, Fettsucht, Arteriosklerose, Karies, Parodontose. Auch rheumatische Krankheiten und Magen- und Darmgeschwüre nehmen bedenklich zu. Fast jeder fünfte Mensch ist krank.

Wir übersehen, daß im Körper streng geregelte Gesetze bestehen, von denen wir erst etwas merken, wenn wir sie übertreten und Unlust, Übelsein, Krankheit und Schmerz verspüren. Jedes Unwohlsein ist ein Zeichen dafür, daß wir Fehler in unseren Lebensgewohnheiten gemacht haben. Erkennen wir diese rechtzeitig und stellen sie ab, so verschwinden die Beschwerden.

Immer mehr Menschen erkennen heute einen direkten Zusammenhang zwischen Ernährung und Krankheit. Die Auswirkungen falscher Ernährung können vielseitig sein: sie können die Abwehrkräfte des Körpers gegen Erkrankungen schwächen, das physische und psychische Wohlbefinden in Frage stellen und unsere Leistungsfähigkeit beeinflussen.

Wollen wir unsere Gesundheit erhalten, ist das Verständnis für das chemische Verhalten unseres Körpers nützlich. Da sich das Blut aus der Nahrung aufbaut und das Blut wiederum alle Zellen unseres ganzen Körpers versorgt, sollten wir auch etwas über die Verdauung und die Zusammensetzung der Nahrungsmittel wissen.

Wenn bei uns bereits eine Krankheit besteht und wir sie durch sachgemäße Ernährung überwinden wollen – nach dem Leitsatz des Hippokrates: Eure Nahrungsmittel sollen eure Heilmittel sein – dann müssen wir uns klar werden, daß es wesentlich schwerer ist, ein gestörtes Gleichgewicht wieder herzustellen, als ein bestehendes zu erhalten.

Erst das Erkennen der Wechselbeziehungen von Ernährung und Gesundheit gibt uns ein waches Ernährungsbewußtsein.

Eine »einzig richtige« Ernährung gibt es nicht, weil unterschiedliche Menschen auch unterschiedliche Bedürfnisse in ihrer Ernährung haben. Dieses Buch wird Anregungen geben, um sich bewußt und aktiv mit der Ernährung auseinanderzusetzen und die für sich persönlich geeignete Ernährung zu erkennen.

Ich selbst lebe seit 35 Jahren ernährungsbewußt. Der Umstellung zu einer natürlichen Kost verdanke ich die Genesung von meinen in meiner Jugend erlittenen Krankheiten (Ruhr, Diphterie und Gelbsucht).

Natürlich kann der bewußt Handelnde Fehler machen. Die Ernährungswissenschaft selbst ist im Fließen und steht niemals still. Die ideale Lösung ist sicher eine Nahrungsform, die geeignet ist, unsere Gesundheit zu erhalten beziehungsweise sie wiederherzustellen.

Eine goldene Regel jeder Nahrungsform sollte aber diese sein: immer mäßig essen!

Der Arzt Dr. Malten erzählte seinen Patienten oft eine Geschichte, die hier auch erwähnt sei:

»Als Gott die Welt geschaffen hat, hat er jedem Menschen seinen Berg Essen für die Erdenwanderung zugemessen; wer den Berg schnell aufißt, muß früh sterben; wer recht sparsam damit umgeht, lebt lange!«

Noch eine grundsätzliche Feststellung: das Leben hängt nicht nur vom Funktionieren einer oder einiger Zellen ab - der Körper setzt sich aus vielen Billionen Zellen zusammen. So soll uns nicht nur die eigene Gesundheit wichtig sein, sondern auch das Wohlergehen von Milliarden Menschen. Deshalb wird für verantwortungsbewußte Menschen die Ernährung keine Sache sein, die nur den Körper und die Gesundheit betrifft, sondern auch eine Frage der Lebenseinstellung und der geistigen Haltung.

Wir gaben dem Buch den Titel: Ernährung mit Vernunft, denn wir erkennen deutlich, daß eine richtige Ernährung dem eigenen Wohl dienen soll, aber auch das Wohl der andern mit einschließt. Damit wird die Ernährung zu einer Frage des Gewissens und der Vernunft.

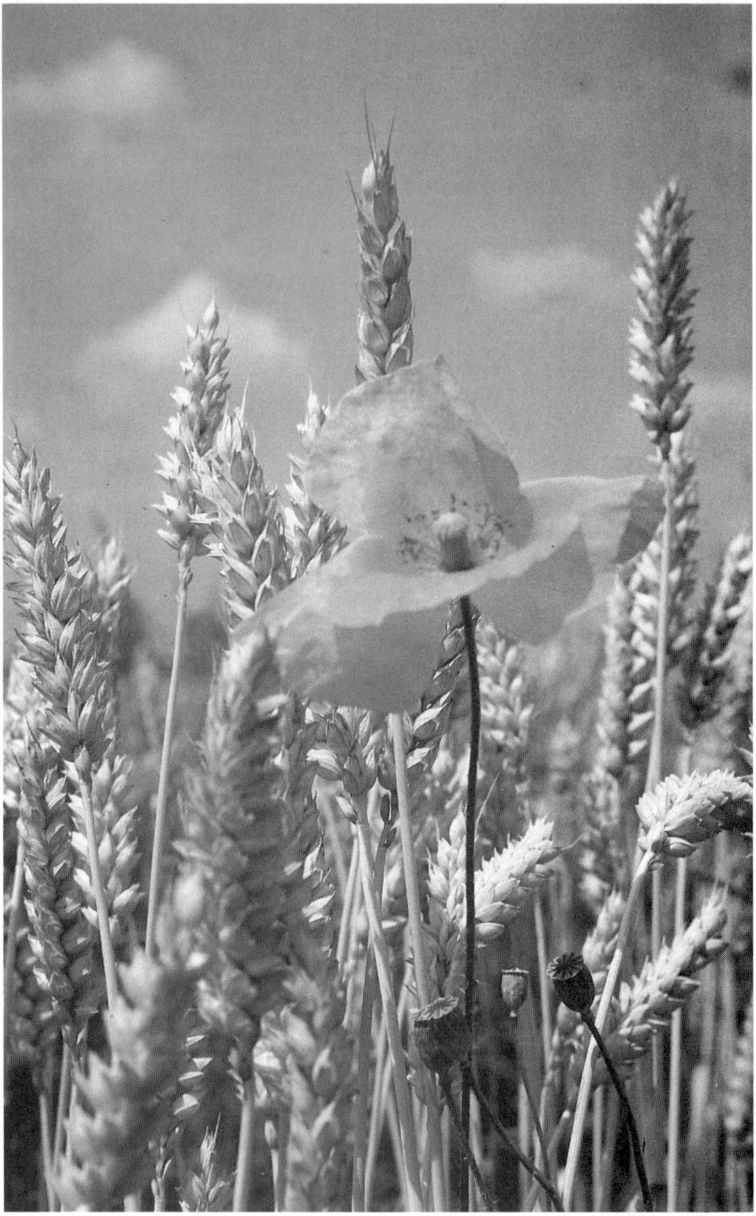

1. Unsere Nahrung

Der menschliche Körper besteht aus Wasser (60–70%), Eiweiß (15 –20%), Fett (4–10%), Mineralien (4–5%) und Kohlenhydraten (0,5–1%). Damit der Körper gesund bleibt und seinen Funktionen in allen Richtungen nachkommen kann, bedarf er stets von neuem der Zufuhr gewisser Bestandteile seines Körpers. Bei der Bildung von Wärme, bei der Leistung mechanischer und geistiger Arbeit werden laufend Stoffe verbraucht, die wieder ersetzt werden müssen. Dieser Ersatz findet durch die Aufnahme von Nahrung und durch die Atmung statt.

Die Nahrung muß alle »Betriebsstoffe« für den Körper liefern, alle notwendigen Nährstoffe, die er zum Leben, zum Wachsen, zum Denken und zum Wohlbefinden benötigt. Eine richtige Ernährung muß in der Lage sein, dem Organismus Gesundheit und Leistungsfähigkeit zu erhalten.

Die Grundnahrungsmittel

Unsere Nahrung, die aus tierischen und pflanzlichen Stoffen besteht, setzt sich, wie unser Körper, aus Kohlenhydraten, Fetten, Wasser, Eiweißen, Mineralstoffen, Spurenelementen, Vitaminen und Geschmackstoffen zusammen.

Kohlenhydrate und Fette dienen in erster Linie als Energiespender, daneben erfüllen sie auch die Aufgabe als Aufbaustoffe. Sie bestehen aus Kohlenstoff, Wasserstoff und Sauerstoff. Sie können ständig und schnell im Körper abgebaut werden, was z.B. bei Eiweißen nicht der Fall ist. Je schwerer die körperliche Belastung und Verausgabung ist, desto größer ist der

Grundstoffe unserer Nahrung

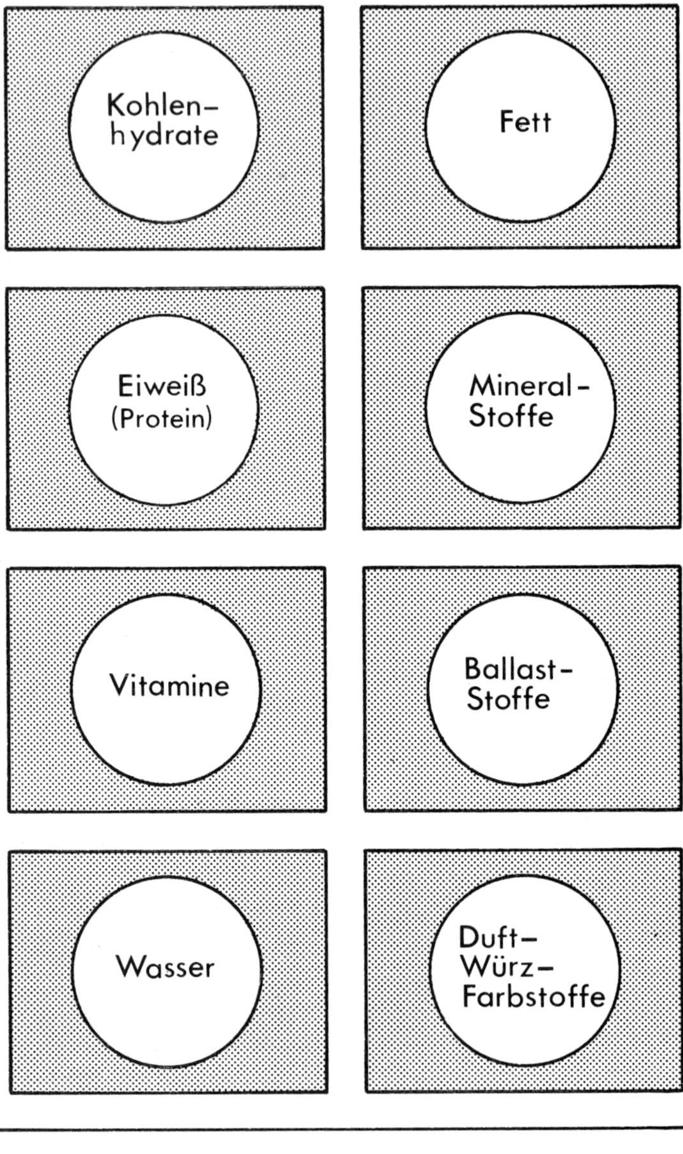

Bedarf an Energie. Fette liefern bei ihren Umsetzungsvorgängen diese höhere Energie, mehr als die Kohlenhydrate.

Kohlenhydrate kommen in Getreide, Brot, Reis, Kartoffeln, Hülsenfrüchten, Gemüse, Pilzen, Obst, Zucker, Honig usw. vor.

Fette finden sich in Milch, Käse, Butter, Margarine, Öl, Fleisch, Wurst, Fisch, Ei, Nüssen, Oliven usw.

Eiweiße, auch Proteine genannt, dienen dem Aufbau der Muskeln und Organe, speziell dem Aufbau und dem Ersatz von Körperzellen sowie der Bildung von Enzymen und Hormonen. Sie sind die eigentlichen Träger des Lebens. Da sie sich nach und nach verbrauchen, müssen sie ständig erneuert werden. Eiweiße sind also vor allem Aufbaustoffe, weniger Betriebsstoffe. Man unterscheidet tierisches und pflanzliches Eiweiß.

Tierisches Eiweiß ist in Milch, Quark, Käse, Eiern, Fleisch, Wurst und Fisch; pflanzliches Eiweiß ist in Salat, Brot, Getreide, Kartoffeln, Soja, Hülsenfrüchten und Nüssen.

Die Mineralstoffe sind einerseits am Aufbau des Körpers beteiligt, andererseits tragen sie im Körper zur Steuerung der Lebensvorgänge bei. Diese Funktion erfüllen auch die **Vitamine,** die als Wirk-, Schutz- und Reglerstoffe im Körper anzusehen sind und in ganz unterschiedlichen Mengen benötigt werden. Ebenso wirken die Duft-, Geschmacks- und Würzstoffe.

Mineralstoffe und Vitamine sind in frischem Obst und Gemüse, in Milch, Butter, Eiern, Käse, Fisch, Fleisch und in Vollkornprodukten.

Ein gesunder Körper hat die Fähigkeit, aus der vollwertigen Nahrung alle die Stoffe herauszuholen, die zu seiner Erhaltung und Funktion nötig sind.

Es gibt kein Nahrungsmittel, in dem alle Nährstoffe entsprechend dem Bedarf enthalten wären, deshalb ist eine Ernährung nur ausreichend, wenn abwechslungsreich gegessen wird. Aber selbst eine vielseitige und reichliche Ernährung ist noch keine Voraussetzung dafür, daß der Körper alle notwendigen Stoffe erhält, wenn die Nahrung entwertet, denaturiert oder totgekocht ist und die lebensnotwendigen Inhaltsstoffe fehlen.

Der Körper kann nicht zaubern. Stoffe, die er dringend braucht, ihm aber durch die Nahrung nicht angeboten werden, fehlen ihm einfach. Nach Monaten, Jahren oder gar nach Jahrzehnten können sich dann unangenehme Folgen zeigen. Professor Kollath nennt solch einen Zustand »Mesothropie«, das ist ein Kümmerzustand des Körpers, bei dem die Lebensvorgänge an der untersten Grenze ablaufen. Wenn Vitamine und wichtige Wirkstoffe fehlen, ist die Zellenerneuerung des Körpers in Frage gestellt, und allmählich treten Organschäden auf.

Der Körper benötigt eine ausgeglichene Vollwert-Kost. Das ist eine Nahrung, die so natürlich wie irgend möglich belassen wurde und damit noch alle lebensnotwendigen Wirkstoffe enthält.

Wann essen und wie essen?

Nicht nur die Wahl der richtigen und vollwertigen Nahrungsmittel ist wichtig, sondern auch die Wahl der richtigen Menge. Ein Zuviel des »Guten« kann sich ebenso nachteilig auswirken wie ein »Zuwenig«. Wird zu wenig gegessen, greift der Körper die Energiereserven an, und das Körpergewicht sinkt. Wird zu viel gegessen, speichert der Körper die überschüssige Energie als Fettpolster, und das Gewicht steigt. In der Bundesrepublik sind 25–50 Prozent der Bevölkerung übergewichtig.

Mehr als drei Mahlzeiten sollten (nach Dr. Aschoff) täglich nicht eingenommen werden, da auch der Magen und der Darm seine Ruhezeit braucht.

Die erste Mahlzeit des Tages zwischen 7 und 9 Uhr sollte kohlenhydrat- (nicht denaturiert), eiweiß- und fettreich sein. Eine solche Mahlzeit, die 4 bis 6 Stunden im Magen bleibt, verhindert die bekannte »Flaute« zwischen 10 und 11 Uhr.

Die Mittagsmahlzeit darf Eiweiße, Fette und Kohlenhydrate enthalten und soll gewährleisten, daß man bis zum Abendessen durchhalten kann.

Abends sollte man möglichst auf Eiweiß verzichten, da der Körper so spät kein Eiweiß mehr verdauen kann und Zwischenprodukte entstehen, die ausgeschieden werden müssen. Nach der Akupunkturlehre ist abends die Ruhezeit des Magens. Eine umfangreiche Abendmahlzeit führt zu unruhigem Schlaf und zu Appetitlosigkeit am Morgen.

Die alte Regel: »Morgens essen wie ein König, mittags wie ein Fürst und abends wie ein Bettler«, hat auch heute noch seine Gültigkeit. Wie oft aber werden die Rollen vertauscht!

Natürlich können (nach Dr. Anemüller) auch mehrere kleine Mahlzeiten eingenommen werden, bei denen der Körper dann mehr Stoffwechselreaktionen schaltet, die zu direktem Energieverbrauch und nicht zu Speicherungsprozessen führen. Die bisher gewohnten Mahlzeiten müssen aber dabei kleiner werden.

Das Nahrungsbedürfnis ist von so vielen, sich immer wieder verändernden Voraussetzungen abhängig. Deshalb kann jedes Tabellendenken in der Praxis mehr schaden als nützen. Die automatisch arbeitende Einrichtung des Körpers regelt unter normalen Verhältnissen das Nahrungsbedürfnis von selbst.

Wenn man wartet, bis man hungrig ist, nimmt der Körper die Speise begierig auf und wertet sie auch restlos aus, vorausgesetzt, sie wurde lange genug gekaut und gut eingespeichelt.

Ein anderer nicht zu unterschätzender Faktor beim Essen ist die eigene Stimmung, die sich nicht nur auf die Drüsentätigkeit sondern auch auf das ganze Verdauungssystem auswirkt.

Deshalb »genieße« man konzentriert mit Ruhe und Freude seine Speise. Hier gewinnt das Beten vor der Mahlzeit seinen hohen Wert. Eigentlich sollte man beim Essen eine tiefe Dankbarkeit gegenüber dem Schöpfer, dem Geber aller guten Gaben, und wohlwollende Gedanken gegenüber seinen Mitmenschen empfinden. Das ist dann die Stimmung, die auch Bekömmlichkeit und gute Verdauung gewährleistet.

Da die tägliche Verdauung für uns ein ungemein wichtiger Vorgang ist, wollen wir im Laufe des nächsten Kapitels eine kleine »Verdauungsreise« unternehmen.

Der Weg der Nahrung

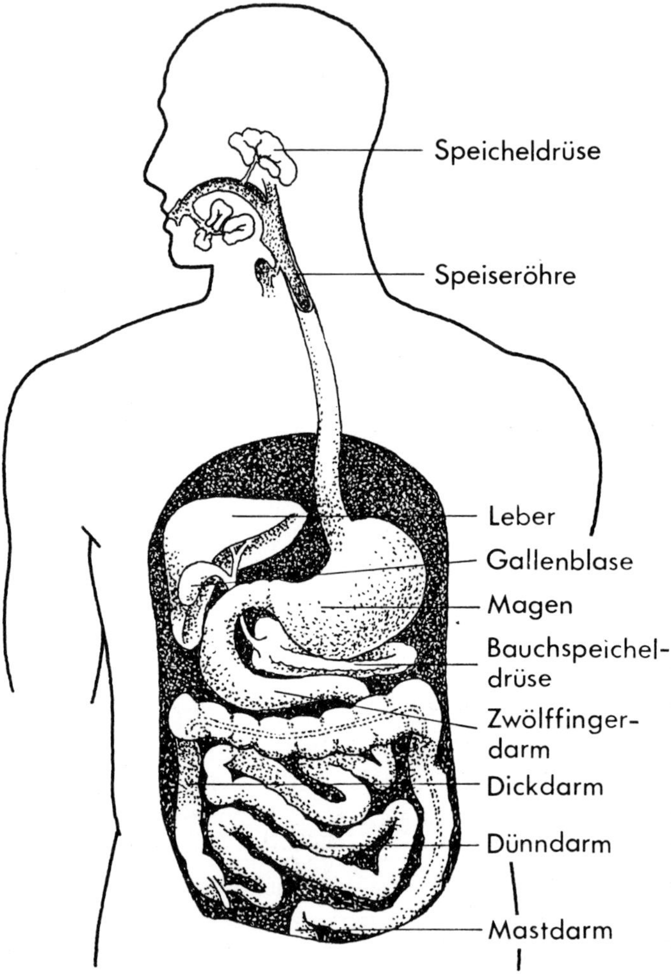

2. Der Verdauungsvorgang

Um zu leben, genügt es nicht, nur zu atmen, wir müssen essen. Wir nehmen dabei Stoffe in einer Form zu uns, die so von unserem Blut nicht aufgenommen und nicht in die verschiedenen Zellen unseres Körpers transportiert werden können. Der Übergang der Speisen vom Darm ins Blut ist nur in wasserlöslicher Form möglich. Damit der Körper die Nahrung als Aufbaustoff verwerten kann, muß sie gelöst und chemisch verändert werden.

Tatsächlich bestehen Hauptmengen unserer Lebensmittel entweder aus wasserunlöslichen Stoffen, wie z.B. die Fette, oder aus komplizierten und zusammengefügten Stoffen, wie z.B. Eiweiß und Stärke.

Der Verdauungsprozeß wird durch Enzyme, die auch Fermente genannt werden, bewirkt. Diese Enzyme sind in den Verdauungssäften des Körpers vorhanden. Sie haben die Fähigkeit, die Nährstoffe aufzuspalten und sie in lösliche Substanzen abzubauen. Dabei müssen, chemisch gesehen, die Nährstoffe in ihre kleinsten Moleküle (kleinste Teile eines Stoffes) zerlegt werden, damit sich der Körper dann aus diesen zerlegten Bausteinen seine Zellen und Gewebe aufbauen kann.

Die bedeutendsten Erzeugerstätten der Verdauungs-Enzyme sind die Speicheldrüsen, die Magenschleimhaut, die Dünndarmschleimhaut und vor allem die Bauchspeicheldrüse, das Pankreas.

Unter Verdauung versteht man das chemische Aufarbeiten großer in den Nährstoffen zusammengefügter Moleküle zu einfachen und kleinen Molekülen. Diese einfachen Moleküle können vom Körper zu neuen, womöglich noch komplizierter gebauten Stoffen zusammengesetzt werden. Es findet also ein „Stoff-Wechsel" statt.

Unser Verdauungssystem könnte man (nach Dr. Bieler) mit einer chemischen Raffinerie vergleichen, die ihre eigenen Brennstoffe herstellt und aus den zur Verfügung stehenden Rohstoffen Energie erzeugt.

Diese Raffinerie besteht aus einer neun Meter langen Röhre, die im Mund beginnt, der die Nahrung aufnimmt, und am After endet, wo feste Abfallstoffe ausgeschieden werden. Entlang dieser Röhre, die wir mit einem Fließband vergleichen können, befinden sich chemische Stationen, die die aufgenommenen Stoffe spalten, verdünnen, auflösen und ihnen auch Chemikalien zufügen, damit sie für den Körper gebrauchsgerecht werden.

In vielen Fällen muß die Raffinerie mit einer Vielfalt von Nahrungsmitteln, Getränken, Genußmitteln (Alkohol, Koffein, Nikotin), Medizin und Umweltgiften fertig werden.

Wir wollen nun die »Verdauungsreise« durch unsere »innere Raffinerie« beginnen.

Im Mund

Nachdem das Auge die Speise besehen und der Geruchssinn sie kontrolliert hat, empfängt sie der Mund. Sofort wird die Zunge in Bewegung gesetzt, und die Zähne beginnen ihre Mahlarbeit. Die Zunge soll die Speise beim Kauen mischen, geschmacklich prüfen und mit Speichel durchkneten, damit sie verdünnt und schlüpfrig gemacht wird, um das Schlucken zu erleichtern.

Beim Kauen werden die Speicheldrüsen, die an sechs Stellen im Mund vorhanden sind, mobilisiert, um den Speichel zum Fließen zu bringen. Außerdem sind die Schleimhäute des Mundes mit Hunderten kleiner Drüsenzellen besetzt, die eine schleimige Flüssigkeit herstellen.

Der Speichel enthält eine Gruppe von Enzymen, die Amylasen (Diastasen). Diese zerlegen die langen Kohlenhydratketten der Nahrung in kürzere Bruchstücke. So beginnt bereits im Mund die chemische Spaltung der unlöslichen Stoffe, die zu löslicher, gärfähiger Maltose (Malzzucker) überführt wird, was man z.B. am süßlichen Geschmack beim Brotverzehr merken kann.

Da leuchtet ein, daß mangelhaftes Kauen oder zu hastiges Essen zu Verdauungsschwierigkeiten führt. Darum diese Regel: »Gut gekaut, ist halb verdaut!«

Haben die Zähne die Speise zerkleinert und zermahlen und genügend mit Speichel durchfeuchtet, wird der Bissen in den Schlund gestoßen und durch die Speiseröhre auf die Reise geschickt.

Durch wellenförmige Bewegungen der Speiseröhre wird die geschluckte Speise in den Magen geschoben.

Im Magen

Der Magen ist die nächste Station des Verdauungsweges. Er ist eine 2 bis 3 Liter fassende, dehnbare, muskulöse Kammer. Durch rhythmisches Zusammenziehen walkt der Magen den Speisebrei tüchtig durch und vermischt ihn mit Magensaft. Dieser wird von etwa 5 Millionen kleiner Magendrüsen erzeugt, die die faltenreiche Innenhaut der Magenschleimhaut bedecken.

Alle 24 Stunden werden so 1 bis 2 Liter Magensaft gebildet. Er ist besonders für die Verdauung von Eiweiß wichtig. Die Magensaft-Salzsäure formt das Eiweiß um und schafft ein geeignetes Milieu für die Wirkung des Pepsins, des eiweißspaltenden Enzyms, das aber nur in Gegenwart von Salzsäure die langen Eiweißketten schnell und ganz zerlegen kann. Die Eiweißverdauung beginnt im Magen und wird im Dünndarm fortgesetzt. (Siehe Seite 33)

Der Magensaft enthält 0,3 bis 0,6 Prozent Salzsäure sowie wichtige Verdauungsenzyme: das eiweißspaltende Pepsin, das Magenkathesin, die Magenlipase für die Fettaufspaltung und das Labenzym. Die Salzsäure des Magensaftes wird aus dem Chlor der Kochsalzlösung gebildet, die im Blut kreist. Sie wirkt desinfizierend und tötet die Bazillen, die Gärung und Fäulnis hervorrufen, aber auch die Bakterien, die mit der Nahrung verschluckt wurden.

Der Magen kann sehr in Mitleidenschaft gezogen werden durch seelische Belastungen. Er produziert dann zuviel Magensäure, die die Magenschleimhäute angreift, so daß sich Magengeschwüre bilden.

Der Magen wirkt in doppelter Weise auf den Speisebrei ein. Zuerst mechanisch durch die Tätigkeit der Muskelfasern und dann chemisch durch die von den Drüsen ausgeschiedenen Säfte.

Wie lange der Speisebrei im Magen bleibt, hängt von den zu verdauenden Stoffen ab. Fett braucht wesentlich mehr Verdauungsarbeit als magere Speise. Kalte Speisen gehen langsamer durch den Magen als warme Flüssigkeiten. Durchschnittlich rechnet man 4 Stunden für den Magendurchgang.

Erst wenn die Speise ein halbflüssiger, saurer Brei geworden ist, wird sie vom Schließmuskel am Magenausgang, dem sogenannten "Magen-Pförtner" in kleinen Schüben zum Zwölffingerdarm durchgelassen. Das Öffnen und Schließen des Magen-Pförtners wird vom Zwölffingerdarm aus geregelt und hängt davon ab, ob der Zwölffingerdarm gefüllt ist oder sein Inhalt noch stark sauer reagiert. Von Natur aus ist der Zwölffingerdarm alkalisch. Wird der Inhalt des Zwölffingerdarms allmählich alkalisch oder entleert er sich, dann öffnet sich der Magen-Pförtner und läßt einen neuen Schub des sauren Speisebreis aus dem Magen in den Darm.

Im Darm

Der Dünndarm ist ein wahrer Meister der Verdauung. In ihn münden die Ausführungsgänge der beiden großen Verdauungsdrüsen, der Leber und der Bauchspeicheldrüse.

Der erste Teil des Dünndarms ist der Zwölffingerdarm. Er ist etwa 30 Zentimeter lang; das entspricht der Breite von zwölf Fingern, daher sein Name.

Sobald der saure Brei aus dem Magen die Schleimhaut des Zwölffingerdarms berührt, schüttet dieser ein Hormon in den Blutkreislauf aus, das in wenigen Sekunden die Gallenblase erreicht und ihr den Befehl erteilt, Galle fließen zu lassen. Der Speisebrei wird dann mit Gallensaft überrieselt.

Die Galle ist eine von der Leber produzierte, olivgrüne, fadenziehende Flüssigkeit mit Gallensäure, die einen maßgebenden Einfluß auf die Fettverdauung ausübt.

Zwei weitere Hormone erteilen auch der Bauchspeicheldrüse den Befehl, ihren Verdauungssaft, den Bauchspeichel, über den Speisebrei auszuschütten. Dieser Verdauungssaft enthält drei Hauptgruppen von Enzymen, unter deren Wirkung Fette in Fettsäure und in Glycerin zerlegt, Eiweiße zu Aminosäuren und Kohlenhydrate zu Glukose abgebaut werden.

Durch die alkalischen Verdauungssäfte der Leber und der Bauchspeicheldrüse wird die Säure des Speisebreis ausgeglichen und neutralisiert. Der Speisebrei ist nun eine grüne, suppenartige Masse, die man Chymus nennt.

Nachdem die Nahrungsbruchstücke auf diese Weise ganz gespalten sind, werden sie von der Dünndarmschleimhaut aufgesogen. Die Innenflächen des Darmrohres des etwa 6 bis 7 Meter langen Dünndarms sind mit etwa 4 Millionen Darmzotten ausgekleidet. Diese Darmzotten sind während des ganzen Verdauungsvorganges beständig in Bewegung. Sie tauchen ihre Saugarme wie Seeanemonen in die Speisesuppe, saugen daraus die Nährstoffe auf und schwemmen sie durch die Wand des Darmes in die Blut- und Lymphgefäße.

Würden sie diese Arbeit nicht verrichten und die Nährstoffe nicht aus dem Speisebrei heraussaugen, müßten wir verhungern.

Die Schleimhaut des Dünndarms hat aber nicht nur dem Körper die lebenserhaltenden Stoffe aus der Nahrung zu vermitteln, sondern auch umgekehrt lebensstörende Substanzen zu entfernen.

Die Verdauungsarbeit im Dünndarm dauert etwa 5 Stunden.

Der Dünndarm - Meister der Verdauung

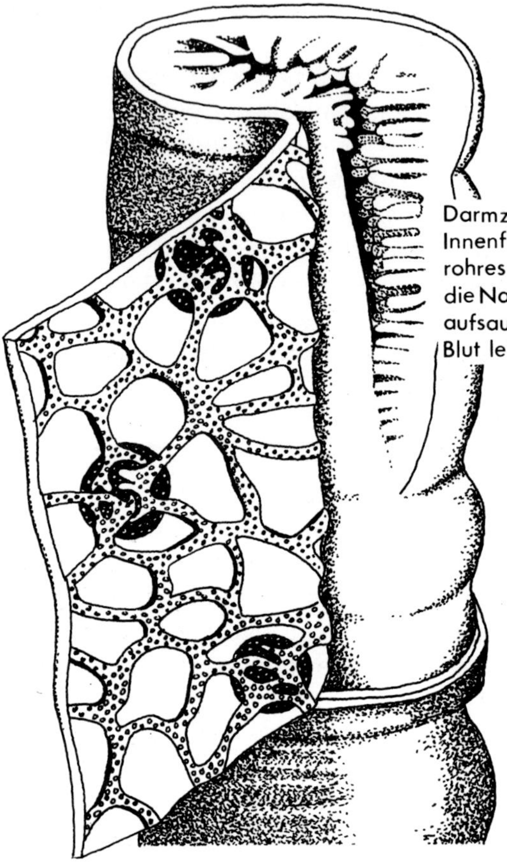

Darmzotten, die die Innenfläche des Darm-rohres auskleiden und die Nahrungsstoffe aufsaugen und in das Blut leiten.

Die Lymphgefäße in der Wand des Dünndarms dienen der Fettaufnahme, während die Lymphknoten dem Abfangen von Bakterien und Fremd-stoffen dienen.

Dann wird der Speisebrei, dem mehr und mehr die Nährstoffe entzogen wurden, zusammen mit den abgestorbenen Zellen der Darmwand, die alle 2 Tage erneuert werden müssen, in den Dickdarm weitergeschoben. Hier dauern die Verdauungsarbeiten etwa 8 bis 10 Stunden.

Im Dickdarm beginnt durch Mikroben (kleinste Lebewesen) die Aufarbeitung der »unverdaulichen« Reste der Nahrung. Ist der erste Teil des Dünndarms durch die Säure fast steril, so können hier im Dickdarm, von Säuren und Fermenten ungestört, Bakterien, Hefen, Kleinpilze und Geißelalgen gedeihen. Gewisse Darmbakterien können aus relativ einfachen Stickstoffquellen, wie Ammoniumsalzen oder Harnstoff, Aminosäuren und Eiweiße aufbauen.

Nach und nach entsteht durch die Abbauprodukte ein braungefärbter, halbfester, mit Zelltrümmern durchmischter Schlakkenbrei, der, nachdem er durch den Mastdarm gewandert ist, ausgestoßen wird.

Der Darm kann nicht fortwährend auf Hochtouren arbeiten. Wenn wir täglich mehr als drei Mahlzeiten zu uns nehmen, kommt er nicht zur Ruhe. Nach 17 Uhr beginnt die Darmtätigkeit nachzulassen, denn der Darm ist, wie die anderen Organe, während der Nacht auf Erholung eingestellt. Zur Nacht sollte man deshalb nur leicht verdauliche Speisen essen, sie liegen sonst während der Nachtruhe unverdaut im Darm und Darmbakterien können eine Gärung betreiben. Der Darminhalt geht dann in Fäulnis über. Die Fäulnis wird um so größer, je mehr Eiweiß aufgenommen wurde.

Die von den Dünndarmzellen in das Blut abgegebenen Nahrungsbausteine werden durch die Pfortader zur Leber geschafft. Die Pfortader ist eine Vene, die das Blut aus Magen, Darm, Bauchspeicheldrüse, Gallenblase und Milz sammelt und zur Leber führt.

Man muß bedenken, daß vom Darm aus nicht nur Nahrungsstoffe in das Blut gelangen, sondern auch im Darm vorhandene und entstandene Giftstoffe wie Indican, Phenol, Methan, Schwefelwasserstoff, Kadaverine usw. Diese würden den Körper mit Sicherheit vergiften, wenn nicht die Leber als Kontrollzentrum und als Filter zwischen Darm und Körper eingeschaltet wäre.

In der Leber

Täglich fließt das Blut etwa 300mal durch die Leber. Sie ist das blutreichste Organ im Körper. Mikroskopisch gesehen besteht sie aus unzähligen Leberplättchen, deren wichtigste Bestandteile die Leberzellen sind. Diese bilden ein Netzwerk miteinander verbundener Bälkchen; zwischen diesen Bälkchen verlaufen kapillare Spalten. Durch diese »Sperren« aus Leberzellen muß das Blut hindurchströmen wie durch eine Zollkontrolle. Die Leberzellen prüfen die eingeführte Ware, ob sie in den Körper aufgenommen werden kann oder nicht.

Die Leber ist aber nicht nur Kontrollstation, sondern auch Entgiftungsstation, zentrales Chemielaboratorium, Brennstofflager und Versorgungsstelle.

Sie hat über 500 Aufgaben zu erfüllen, und wenn sie nur in einer Aufgabe versagen würde, hätte das verhängnisvolle Folgen für den Körper.

Betrachten wir nun einige wenige von den vielen Aktivitäten der Leber.

Den größten Teil der Nährstoffe aus dem Blut, die für die Gesundheit wichtig sind, speichert die Leber und baut sie je nach Bedarf auf oder ab. Hunderte von Stoffen wandelt sie chemisch um. Zu diesem Zweck stellt sie mehr als 1000 verschiedene Enzyme her.

Enthält das Blut zuviel Glukose, also Traubenzucker, dann wandelt sie diesen in Glykogen um, das der Stärke von Pflanzen entspricht und speichert es. Wenn der Körper später wieder Brennstoff verlangt, wird das Glykogen in Glukose zurückverwandelt und an die Zellen abgegeben. Bei der Verbrennung von Traubenzucker in den Muskeln entsteht Milchsäure, die die Leber erneut in eine Form umsetzt, die als Brennstoff verwendet werden kann.

Die aus den Eiweißen aufgespaltenen Aminosäuren (in diesem Zustand wären sie für den Körper tödlich wie Blausäure) überführt die Leber in meisterhafter Weise in menschliches Eiweiß und scheidet dabei nutzlose und schädliche Aminosäuren mit der Galle aus.

Ferner stellt die Leber den Blutgerinnungsstoff (Fibrinogen) her und sorgt dafür, daß die Flüssigkeit im Blutstrom bleibt und das Blut nicht zu dick wird.

Bei enormer Blutfülle, die natürlich eine Gefahr für die Herztätigkeit werden könnte, schwillt die Leber an, saugt das Blut wie ein Schwamm auf und gibt es dann langsam an das Herz ab.

So regelt sie auch die Hormonmengen im Blut und vernichtet überschüssige Hormone. Sie produziert Globulin, das Antikörper enthält und uns vor Krankheitserregern schützt. Die Leber spaltet Alkohol in Kohlensäure und Wasser auf und verhindert, daß sich zu viel Alkohol im Blut ansammelt.

Täglich produziert die Leber bis zu 1 Liter Galle. Jede Sekunde sterben 10 Millionen roter Blutkörperchen. Die Leber filtert sie aus dem Blut heraus und verwendet die Zelltrümmer zur Erzeugung von Galle, die dann in den Darm fließt und dort für die Verdauung der Fette wichtig ist.

Durch den Eiweißstoffwechsel entsteht im Körper Ammoniak. Würde sich Ammoniak anhäufen, würde dies zum Tode führen. Die Leber bildet aber aus Ammoniak Harnstoff und leitet diesen den Nieren zu, die ihn ausscheiden.

Leber und Nieren arbeiten eng zusammen. Auch die Nieren stellen eine Filter- und Kläranlage des Körpers dar, die fortwährend die »Schlacken« aus der Blutflüssigkeit herausfiltern.

In der Niere

In jeder Stunde wird das gesamte Blut unseres Körpers zweimal durch die Nieren gefiltert. Diese bohnenförmigen Zwillinge sind zusammen nicht schwerer als unser Herz und würden in unsere beiden Handflächen passen.

Jede menschliche Niere ist aus mehr als 1 Million kleiner glokkenförmiger Filter zusammengesetzt, die Knäuel von Kapillaren sind. Diese Bauelemente der Niere nennt man Nephrone. Die Nephrone münden in Sammelröhrchen oder Kanälchen und enden im Nierenbecken, von wo aus der Harnleiter in die Blase führt.

Die Gesamtlänge dieser Kanälchen soll bei jeder Niere etwa 1,6 Kilometer betragen. Die Nieren erbringen im Ausscheidungsprozeß des Körpers eine erstaunliche Leistung und müssen mit einer Sintflut von schädlichen Abfallstoffen fertig werden.

Die Nieren filtern fortwährend das Blut, das von den beiden Nierenschlagadern an sie herangeführt wird. 99 Prozent des gefilterten Blutes wird durch die Wandzellen wieder aufgenommen. Etwa 1 1/2 Liter, das ist die normale tägliche Harnmenge, wird mit etwa 100 verschiedenen Substanzen, den Endprodukten des Stoffwechsels im Urin durch die Blase ausgeschieden.

Die auffallendsten Abbauprodukte des Urins sind Reste der abgebauten Eiweißverbindungen, also Harnstoff, der pro Tag etwa 30 Gramm beträgt. Normaler Harn ist frei von Eiweiß und Zucker. Würden die Nieren versagen, käme es unweigerlich zu einer Harnvergiftung.

Die Nieren reinigen und filtern also das Blut und befreien es von seinen Rückständen. Sie helfen aber auch beim Aufbau der roten Blutkörperchen und wachen über den richtigen Gehalt an Kalzium, Kochsalz und anderen lebenserhaltenden Substanzen im Blut.

Die Nieren steuern den so wichtigen Wasserhaushalt des Körpers, denn bei zuviel Wasser würden die Zellen ertrinken und bei zu wenig Wasser würden sie austrocknen. Außerdem kontrollieren sie das Blut, damit es weder zu sauer noch zu alkalisch ist.

Es gäbe noch vieles über die Nieren zu sagen, aber wir wollen hier unsere Verdauungsreise beenden.

Diese Zusammenhänge sind wert, erkannt zu werden, damit wir unsere Verantwortung gegenüber unserem eigenen Körper begreifen und »mit Vernunft« essen lernen.

3. Der Stoffwechsel

Die Summe aller chemischen Vorgänge, die sich im lebenden Organismus abspielen, zum Beispiel die Aufnahme des Sauerstoffs aus der Luft, die Verarbeitung und das Aufsaugen der Nahrungsstoffe, die chemische Umsetzung in den Zellen, Wachstum und fortwährender Umbau der Zellen usw., bezeichnet man als Stoffwechsel.

Jeder Mensch verbraucht zu seinem Aufbau, zu seiner Erhaltung und zu seiner Leistung Energie. Selbst wenn der Mensch 24 Stunden in völliger Ruhe bliebe, bräuchte er doch zur Aufrechterhaltung der Lebensvorgänge (z.B. Erhaltung der Wärme, Atmen, Nieren usw.) einen gewissen Grundumsatz an Energie.

Die Geschwindigkeit des Stoffwechsels wird von der Schilddrüse gesteuert. Bei einer Überaktivität der Schilddrüse zeigt sich ein erhöhter, bei ihrer Unteraktivität ein verminderter Grundumsatz.

Sobald der Mensch arbeitet, verbraucht er mehr Energie als der Grundumsatz. Der Körper holt sich die Energie, indem er Kohlenstoff- und Wasserstoff-Atome aus der Nahrung mit Hilfe des Sauerstoffs verbrennt, wobei Kohlensäure und Wasser frei werden.

Der Körper verbraucht also laufend einen Teil seiner Bestandteile, oder er verliert welche durch absterbende Zellen. So ist er auf die Zufuhr von Nahrungsmitteln angewiesen.

Die Mahlzeiten, die der Mensch zu sich nimmt, kommen einem Auftanken von Betriebsstoff gleich. Beim Auto ist es immer der gleiche Betriebsstoff. Dagegen setzt sich unsere Nahrung aus vielfältigen Stoffen zusammen. Diese müssen eine

Umwandlung durchmachen, um in körpereigene Substanzen und Energien umgewandelt zu werden. Dies erfolgt nicht nur innerhalb des Magens und des Darmkanals, sondern auch in den inneren Organen, in den Geweben und in jeder einzelnen Zelle des Körpers. Dies sind zum Teil Vorgänge, die über mehrere Zwischenstufen ablaufen.

Der geregelt und gut funktionierende Stoffwechsel ist für die Gesundheit des Menschen von grundlegender Bedeutung. Eine Störung des Stoffwechsels kann zur Krankheit führen.

Stoffwechsel der Eiweißstoffe

Für unseren Körper sind Eiweißstoffe, auch Proteine genannt, unentbehrlich. (Protein kommt aus dem griech. Proteios = an erster Stelle stehend) Sie sind Bestandteil jeder lebenden Zelle, seien es Kalziumproteine der Knochen, Natriumproteine der Leber, Kaliumproteine der Bauchspeicheldrüse, Phosphorproteine im Gehirn und in den Nerven, Eisen- und Kupferproteine der roten Blutkörperchen oder Schwefelproteine der Bindegewebe. Auch die für den Stoffwechsel der Zellen so wichtigen Enzyme sind Proteine, ebenso die Vitamine.

Die Zellen sind zu einem großen Teil aus Riesenmolekülen der Eiweißstoffe aufgebaut. Sie können sehr verschieden sein und gehören zu den kompliziertesten organischen Verbindungen.

Die Bausteine der Eiweiße sind Aminosäuren, die aus Kohlenstoff, Sauerstoff, Wasserstoff und Stickstoff bestehen. Einige enthalten Phosphor und Spurenelemente wie Kupfer und Eisen.

Von den vielen Aminosäuren, die in der Natur vorkommen, kann man etwa 20 im menschlichen Körper finden.

Wie man aus 26 Buchstaben des Alphabets unzählbar viele Wörter und Sätze zusammensetzen kann, können aus einem Alphabet von 20 Aminosäuren unvorstellbar viele Eiweiße gebildet werden. Die Aminosäuren selbst sind organische Verbindungen, die sowohl die sauer reagierende Carboxylgruppe

Eiweiß - Stoffwechsel

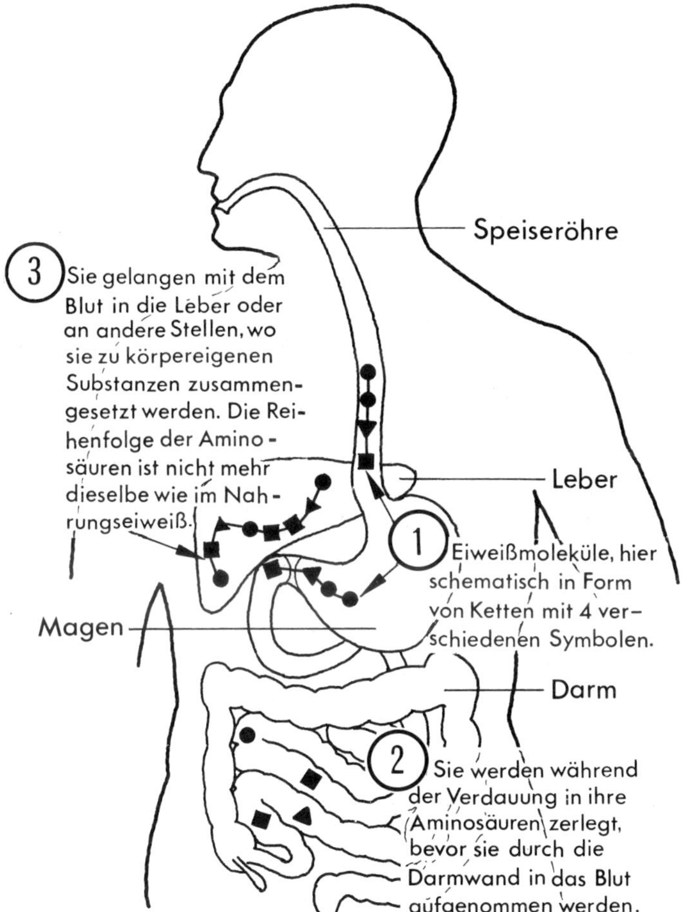

(-COOH), als auch die alkalisch reagierende Aminogruppe (-NH_2) enthalten.

Die meisten Proteinmoleküle sind so groß und komplex, daß man noch nicht alles über sie weiß. 1954 wurde zum ersten Mal die Strukturformel eines Proteins aufgestellt, nämlich von Insulin, einem der wichtigsten Hormone unseres Körpers. Seine Molekülformel $C_{254}H_{377}N_{65}O_{75}S_6$ zeigt, daß es ein kleines Proteinmolekül ist. (C = Kohlenstoff, H = Wasserstoff, N = Stickstoff, O = Sauerstoff und S = Schwefel)

Proteine werden wie Stärke und Fett beim Stoffwechsel durch Hydrolyse (eine durch Wasser hervorgerufene chemische Spaltung) abgebaut. Auf diese Weise wird das Proteinmolekül in kurze Aminosäureketten und anschließend vollständig zu Aminosäuren zerlegt.

Nachdem die Proteine unserer Nahrung im Körper verdaut und in die einzelnen Aminosäuren zerlegt wurden, können diese Aminosäuren ins Blut gelangen. Auf diesem Weg erreichen sie alle Organe und Körperzellen, wo sie zu den benötigten Körpereiweißen unter Einwirkung von biologischer Energie aufgebaut werden.

Eiweißstoffe werden im Körper aber nicht nur aufgebaut, sondern beim Absterben der Zellen auch abgebaut.

Stoffwechselendprodukt des Eiweißabbaus im Körper ist der Harnstoff, der im Urin aus dem Körper ausgeschieden wird.

Stoffwechsel der Fette

Fette sind ebenfalls ein unentbehrlicher Bestandteil unserer Nahrung. Sie enthalten doppelt soviel Energie wie Proteine und sind damit »Superkraftstoffe« für uns, besonders für die Nerven und die Leber.

Die Fettmoleküle sind ausschließlich aus Kohlenstoff-, Wasserstoff- und Sauerstoffatomen aufgebaut. Da Fette wasserunlöslich sind, müssen sie zuerst im Körper emulgiert werden, das heißt, sie müssen in eine Form überführt werden, die sich mit Wasser mischt. Das Emulsionsmittel dafür ist die Gallensäure, die das Fett in eine milchige Flüssigkeit kleinster Tröpfchen umwandelt. Dann werden durch die Lipase-Fermente, die vor allem in der Bauchspeicheldrüse und in der Darmwand vorkommen, die emulgierten Fette der Nahrung in Fettsäure und Glycerin gespalten. So dringen sie in die Lymphkanäle des Körpers ein.

Das auf diesem Weg in den Kreislauf gelangte Fett wird allmählich in den Vorratskammern abgelagert. Einer der Hauptvorratsspeicher ist die Leber, aber auch die Muskeln und die Haut.

Fett kann im Körper in Zucker, umgekehrt kann auch Zucker in Fett umgewandelt werden, je nach der Nahrungsaufnahme und den Bedürfnissen des Körpers.

Bestimmte Fettsäuren, nämlich die ungesättigten – auch essentiell genannt, die für einen normalen Stoffwechselablauf notwendig sind, müssen mit der Nahrung aufgenommen werden. Diese ungesättigten Fettsäuren sind vorwiegend in pflanzlichen Ölen und Fetten enthalten, wenig in tierischen Fetten. Diese natürlichen Fette enthalten außer den Fettsäuren noch lösliche Stoffe wie Vitamine, Karotin, Phosphatide usw., die für den Körper lebensnotwendig sind.

Es gibt gesättigte und ungesättigte, sogar hochungesättigte Fettsäuren. Eine gesättigte Fettsäure kann nichts mehr aufnehmen. Dagegen kann eine ungesättigte Fettsäure noch Substanzen in ihr chemisches Gefüge einbauen, das heißt, sie kann sich im Körper mit Mineralstoffen, Eiweiß und Sauerstoff verbinden und einen normalen Zellstoffwechsel und vor allem eine ruhige Zellatmung gewährleisten. Die hochungesättigten Fettsäuren greifen kräftig in den inneren Stoffumsatz ein. Sie steigern die Sauerstoffauswertung der inneren Atmung, können überhöhte Blutfettwerte senken und dem Cholesterin im Blut entgegen wirken.

Nicht daß das Cholesterin unnötig wäre, es ist das Schmieröl für unsere Adern. Durch die Auskleidung mit Cholesterin bleiben die Arterienwände von den Blutströmen unangetastet. Cholesterin sorgt für die Geschmeidigkeit der Arterien und wird von der Leber durch eine Synthese aus einfachen Fetten aufgebaut. Wenn Zellen verbraucht sind, werden sie mit dem Cholesterin abgestoßen und vom Körper ausgeschieden, während neue Zellen wachsen, die aus dem Blut neues Cholesterin absorbieren. Das Cholesterin wird im Körper immer auf einem bestimmten Stand gehalten. Wenn dieses Gleichgewicht gestört wird, kann sich die Gesamtcholesterinkonzentration im Blut erhöhen.

Stoffwechsel der Kohlenhydrate

Kohlenhydrate werden von den Pflanzen aus Kohlendioxid und Wasser unter Einwirkung von Sonnenlicht und unter Mitwirkung des grünen Pflanzenfarbstoffs Chlorophyll bei der Photosynthese gebildet. Sie bestehen also aus Molekülen von Kohlenstoff-, Wasserstoff und Sauerstoffatomen.

Man unterscheidet bei den Kohlenhydraten die Einfachzukker oder Monosaccharide (Traubenzucker und Fruchtzucker), die Zweifachzucker oder Disaccharide (Rübenzucker, Malzzukker und Milchzucker) und die Mehrfachzucker oder Polysaccharide (Stärke, Glykogen und Zellulose). In diesen Verbindungen ist sehr viel Energie eingefangen.

Die Glukose, die sich im Blut befindet, wird als Blutzucker bezeichnet und ist Ausgangssubstanz der Zellatmung. Das Blut hat einen konstanten Blutzuckerspiegel, der sich jeweils aus dem Glykogen der Leber ergänzt und unter Einfluß von Insulin, einem Hormon aus der Bauchspeicheldrüse, reguliert wird.

Kohlenhydrate, die wir in Form von Stärke oder Zucker zu uns nehmen, werden im Stoffwechselgeschehen unter Einwirkung von Fermenten zu einfachen Zuckermolekülen abgebaut, denen der Körper jeweils ein Molekül Wasser hinzufügt. Nachdem der einfache Zucker ins Blut gelangt ist, kann er wieder zu großen Molekülen, zu Glykogen (Stärke), das man auch als Reserve-Kohlenhydrat bezeichnen kann, zusammengefügt werden. Glykogen wird im Körper gespeichert. Glukose (Traubenzucker) kann auch direkt von den Körperzellen verbrannt, beziehungsweise veratmet werden.

Der Körper braucht Kohlenhydrate als Brennstoff, als Antriebsstoff und als Betriebsstoff.

Stoffwechsel des Wassers

Wasser ist ein unentbehrlicher Bestandteil unseres Körpers. Wochenlang können wir leben ohne zu essen, aber nur wenige Tage ohne zu trinken.

66 Prozent des Gewichts des menschlichen Körpers wird vom Wasser gestellt, und unser Blut besteht zu 90 Prozent aus Wasser.

Ständig verlieren wir Wasser: wir atmen wasserdampfhaltige Luft aus, verlieren beträchtliche Mengen an Wasser durch die Schweißdrüsen (täglich etwa 1/2 Liter, ohne daß wir es merken), die Nieren scheiden etwa 1 1/2 Liter Wasser aus und auch der Stuhl enthält etwa 60 Prozent Wasser. Alles dies muß wieder ersetzt werden. Dafür benötigt der Mensch täglich ungefähr 3 Liter Flüssigkeit, davon sollten 1 1/2 Liter reines Wasser sein.

Nach dem Trinken einer Flüssigkeit erscheint bereits ein Teil davon nach einer Viertelstunde im Urin in der Blase, nachdem das Herz sie durch den Körper gepumpt, die Leber sie gefiltert und die Nieren sie in den Urin ausgeschieden haben.

Das Wasser dient im Körper als Transportmittel, als Lösungsmittel und als Medium vieler chemischen Reaktionen.

Wie wir gesehen haben, entstehen bei den chemischen Vorgängen der Nahrungsverwertung Zwischenprodukte, Abfall und sogar giftige Substanzen, die unbedingt abtransportiert werden müssen, andernfalls lagern diese sich sonst in den Geweben und Organen ab, bringen den chemischen Haushalt in Unordnung oder bilden einen Nährboden für Bakterien. Wird das Blut durch Flüssigkeitsmangel mit Fremdstoffen überladen, können Gefäßkrankheiten und Durchblutungsstörungen auftreten.

Die Ausscheidungsorgane, besonders die Leber und die Nieren benötigen, um die Stoffwechselschlacken in Lösung zu halten und aus dem Körper auszuscheiden, dringend Wasser. Auch für die Ausscheidung über den Darm benötigt der Körper Wasser.

Ja das Leben jeder einzelnen Zelle spielt sich im wässrigen Milieu ab. Aufbauprozesse, Betriebsprozesse und Abbauprozesse in jeder Zelle sind an den Wasserhaushalt gekoppelt.

Jede dieser vielen Milliarden Zellen ist ein Mikroorganismus, in dem Tausende von chemischen Reaktionen ablaufen. Wir werden die Zellen im nächsten Kapitel noch eingehend betrachten, da die Nahrung, die wir zu uns nehmen, sich auch auf diese kleinsten Einheiten unseres Körpers entscheidend auswirkt.

4. Die Bausteine des Lebens

Wie ein Haus aus vielen Ziegelsteinen aufgebaut ist, so besteht der Mensch aus mehr als 10 Billionen Zellen, davon sind etwa 100 Milliarden Nervenzellen. Alles am Menschen ist Zelle, die Nerven, die Drüsen, die Knochen, die Organe, usw. Bereits in einem einzigen Tropfen Blut befinden sich etwa 5 Millionen Zellen, das sind mehr Zellen als Einwohner von Paris und Wien zusammen.

Die Zellen sind die Bausteine des Lebens. Zugleich sind sie kleine chemische Fabriken mit einem außerordentlich komplizierten Mechanismus. In jeder Zelle unseres Körpers laufen, wie gesagt, Tausende von chemischen Reaktionen ab.

Das Leben fordert drei Grundfunktionen, die durch die Zellen gewährleistet werden: Zuerst die Selbsterhaltung durch Ernährung und Atmung, dann die Selbstwiedergabe durch Fortpflanzung und schließlich die Selbstregulation durch Koordinierung und Kontrolle der Gesamtreaktion.

Die Zellen sind je nach ihrer Funktion und Art unterschiedlich geformt. Wenn sie eng aneinandergepreßt sind wie gewisse Epithelzellen, nehmen sie die Form eines Würfels oder Prismas an, sind sie locker angeordnet wie die Bindegewebszellen, haben sie ein längliches oder spindelförmiges Aussehen, wenn sie in einem flüssigen Medium leben, wie etwa die Blutzellen, dann neigen sie dazu, eine runde Gestalt anzunehmen. Ganz offensichtlich ist der Bau der Zellen ihrer spezifischen Leistung angepaßt.

Der Mensch verliert in der Sekunde etwa 10 Millionen Zellen, die absterben und durch neue Zellen ersetzt werden müssen.

Das Ersetzen der Zellen geschieht in einem Prozeß, der nach einem komplizierten Plan abläuft, den man Zellteilung oder "Mitose" nennt. Die Dauer der Zellteilung wechselt zwischen einer halben Stunde und etwa zwei Stunden.

Trotz der großen Anzahl von Variationsmöglichkeiten sind alle Zellen nach einem Grundschema konstruiert, das wir im Einzelnen nun betrachten wollen.

Die Zellen des Körpers

Die Zellen aller Wesen dieser Erde haben den gleichen Aufbau. Jede Zelle hat eine äußere Membran (durchlässige Zellwand), durch die sie erst zu einer »Zelle«, zu einem Raum wird. Die Zellmembran regelt den Zellaustausch und die Zellatmung. Innerhalb der Zellwand befindet sich eine zähflüssige Masse, das Zyto- oder Zellplasma, in dem sich die Stoffwechselvorgänge der Zelle abspielen.

Eine Zelle kann bis zu tausend Mitochondrien enthalten. Das Mitochondrion schwimmt im Zellplasma. Es erinnert an ein Schiffsmodell, bei dem man die Bordwand weggelassen hat. Die Mitochondrien sind Träger von Atmungsenzymen und wandeln die Nahrungsstoffe der Zelle in Energie um.

Der Chemie-Nobelpreisträger von 1978, Peter Mitchell, hat nachgewiesen, daß die Mitochondrien Zellenzwischenspeicher für elektrische Energie, ähnlich wie eine Autobatterie, sind. In den Mitochondrien sind dafür spezielle Enzyme; sie produzieren das sogenannte ATP (Adenosin-Triphosphat), an das die gewonnene Energie gebunden, gespeichert und nach Bedarf abgerufen wird. Zellen, die viel Energie brauchen, wie die Muskelzellen, haben viele Mitochondrien. In Krebszellen zerfallen die Mitochondrien, so daß dort Energiemangel entsteht.

Innerhalb des Zellplasmas befindet sich auch ein Leitungssystem allerfeinster Kanalröhrchen, das sogenannte Endoplasmatische Reticulum, auch kurz ER genannt. Die Funktion dieses Systems ist der rasche Nahrungstransport von den Orten der Nahrungssynthese zu denen des Verbrauchs innerhalb der Zel-

Aufbau der Zelle

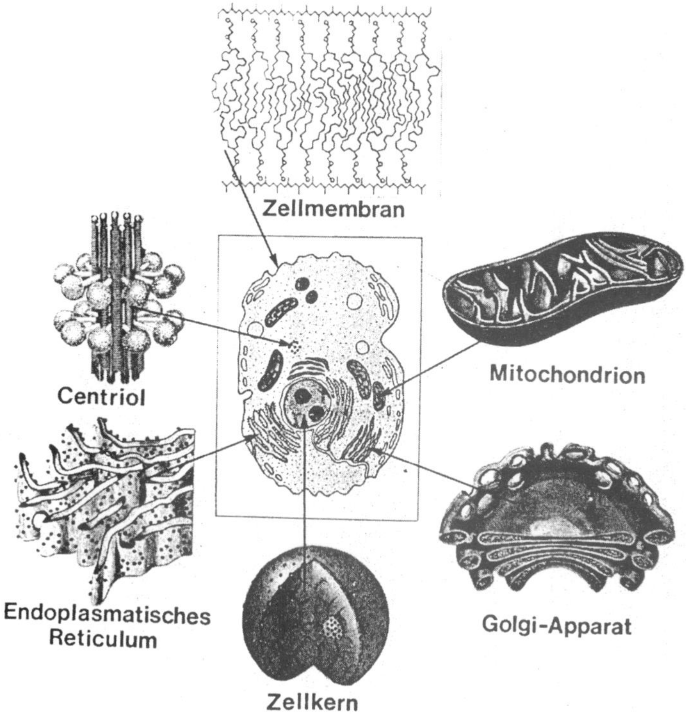

Der Zellkern und die Gene

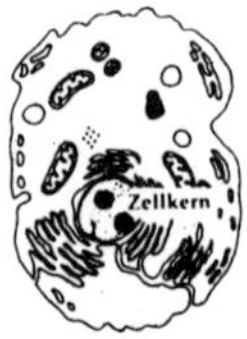

Die Zelle ist der Baustein aller Lebewesen.

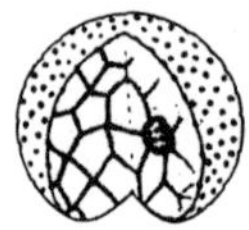

Im Zellkern befindet sich das Chromatinmaterial, das alle Erbinformationen enthält, die für die Erzeugung neuer Zellen wichtig sind.

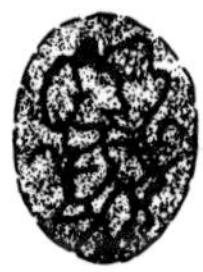

Die Chromosomen, die bei der Zellteilung im Zellkern sichtbar werden, enthalten den genetischen Code.

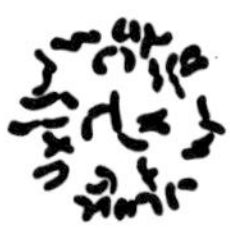

Beim Menschen sind 46 Chromosomen in der Zelle; da sie paarweise auftreten, 23 Paare.

Schema eines Chromosoms

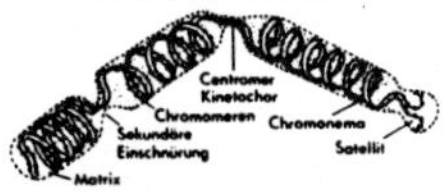

Man unterscheidet beim einzelnen Chromosom zwei Chromosomenarme und eine primäre Einschnürung, Centromer genannt.

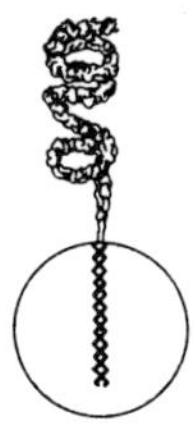

Wenn ein Chromatid stark vergrößert wird, erkennt man, daß es aus Nukleinsäurefäden und aus Eiweiß (Kernprotein) besteht.

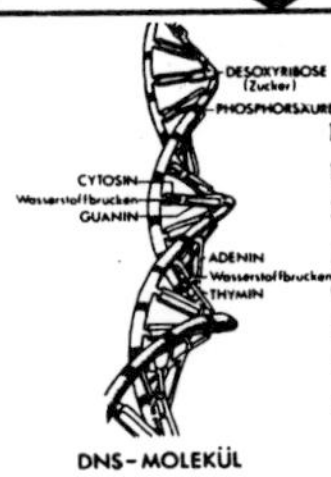

DNS-MOLEKÜL

Die Stränge der DNS bestehen aus Zucker und Phosphatmolekülen, die durch Wasserstoffbrücken miteinander verbunden sind.

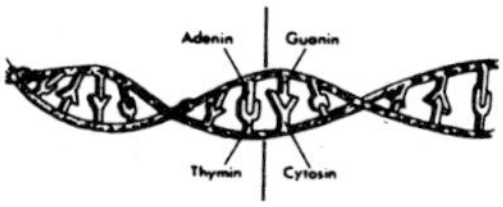

Es gibt 4 verschiedene Basen im DNS Molekül: ADENIN, CYTOSIN, THYMIN und GUANIN, die ein Basengitter bilden.

len. Die Ribosomen auf der Außenseite des ER sind die Fabrikanlagen der Zelle. Es sind winzige Kügelchen, in denen die Proteine, die den Hauptbestandteil eines jeden Organismus bilden, erzeugt werden. Zur Erzeugung aller notwendigen Proteinformen braucht eine Zelle manchmal Tausende von Ribosomen, von denen sich einige frei im Zytoplasma bewegen, andere am ER hängen, wie Beeren am Strauch.

Ferner befinden sich im Zellplasma auch die Golgi-Körperchen, auch Golgi-Apparate genannt (nach dem Entdecker, dem ital. Arzt Golgi). Ein Golgi-Apparat besteht aus vier oder fünf flachen, hohlen Scheiben, die verdickte Ränder haben und wie Teller übereinander gestapelt sind. Das Protein, das in der Zelle hergestellt wird, sammelt sich in den hohlen Räumen. Wenn es in den Zellen gebraucht wird, brechen Teile des Golgi-Apparates ab, und das Protein wird säuberlich verpackt geliefert.

Das in der Nähe des Zellkerns sich befindende Zentralkörperchen oder Centriol genannt, ist verantwortlich für den geordneten Ablauf der Zellteilung, bei der es sich in zwei Teile spaltet und zu den entgegengesetzten Polen der Zelle wandert.

Der meist kugelrunde Kern der Zelle, der Nukleus, ist das Kontrollzentrum der Zelle. Er ist durch eine Doppelmembran mit zahlreichen Poren vom umgebenden Plasma abgegrenzt. Die chemischen Bestandteile des Kerns sind Nukleinsäure und Proteine. Im Kernplasma sind die Chromosomen eingebettet, die erst bei der Zellteilung sichtbar werden und in verschlüsselter Schrift den genetischen Code, die Erbinformationen, enthalten. Sie werden Chromosomen genannt, weil sie sich mit verschiedenen Farbstoffen gut anfärben lassen (Chroma bedeutet Farbe und Soma Körper). Man unterscheidet bei den einzelnen Chromosomen zwei Chromosomenarme und eine primäre Einschnürung.

Wenn ein Chromosomenarm (Chromatid) stark vergrößert wird, erkennt man, daß er aus Nukleinsäurefäden und aus Eiweiß besteht. Die Fasern liegen eng beieinander. Dieses "molekulare" Kabel rollt sich wie eine Springfeder in sich selbst ein. Unter dem Elektronenmikroskop, das bis zu 200 000fach vergrößert, erkennt man den Doppelhelixstrang der Desoxyribonukleinsäure, kurz DNS genannt. Im einzelnen sieht dies wie folgt aus.

Im Chromosom liegen die Erbfaktoren, die Gene, wie Perlen auf der Schnur. Sie haben chemisch die Form von Leitern, die aufgebaut sind aus Zucker- und Phosphatmolekülen. Diese spiralig gewundenen Holme der Leiter sind durch Sprossen miteinander verbunden, die von Paaren organischer Basen gebildet werden und an die Zuckermoleküle gebunden sind. Es gibt 4 verschiedene Basen im DNS Molekül: Adenin, Cytosin, Thymin und Guanin, die ein Basengitter bilden.

Der Zucker in der Leiter ist Ribose, dem ein Sauerstoffatom fehlt, deshalb Des-oxy-ribose. Die Phosphorsäure und eine Base bilden zusammen eine Nukleinsäure, weshalb man von der ganzen Leiter der Desoxyribonukleinsäure, also DNS, spricht.

Phosphate und Zucker bilden die Holme. Sie sind stets gleich. Die Anordnung der Querverbindungen ist außerordentlich abwechslungsreich. Mit jedem Wechsel in der Anordnung der 4 Basen-Moleküle ist ein verschiedener Erbeffekt verbunden.

Ein einzelnes Gen kann durchaus ein Stück DNS-Leiter von 2000 Sprossen ausmachen. Man rechnet in jeder Zelle mit 10 000 arbeitsfähigen Genen.

Die Gene sind jedoch nicht nur die Verwahrer des Erbguts, sondern sie haben bei den Umsetzungsvorgängen in der Zelle eine ganz besondere Aufgabe. Von ihnen werden die Enzyme hergestellt.

Man kennt heute etwa 700 verschiedene Enzyme, ihre Zahl ist aber sicher weit größer als das 10fache. Die Enzyme spielen bei dem geregelten biochemischen Ablauf der Vorgänge in der Zelle, beim Aufbau und Umbau der Körperorgane sowie beim Abbau und der Verwertung der Nahrungsstoffe eine entscheidende Rolle.

Wir wollen sie deshalb näher betrachten.

Die Enzyme des Körpers

Die Arbeit, die die Zellen in unserem Körper leisten, geschieht nicht durch mechanische Werkzeuge, sondern durch chemische Reaktionen. Die dazu gebrauchten Steuerungshilfen sind die Enzyme. Es gibt keine Zellteilung, kein Wachstum und keine Fortpflanzung ohne die Enzyme. Sie dienen als Katalysatoren. Ein Katalysator ist ein Stoff, der die Geschwindigkeit einer chemischen Reaktion verändert, meist beschleunigt, ohne dabei verbraucht zu werden.

Alle bisher entdeckten Enzyme sind Proteine, spezialisierte Eiweißstoffe, und damit außerordentlich komplexe Moleküle. Nahezu jede der unendlich vielen chemischen Reaktionen in den Zellen benötigt ihr spezifisches Enzym, da jedes Enzym meist nur eine chemische Reaktion katalysieren kann. Da die Enzyme nicht verbraucht werden, stehen sie wieder für weitere Reaktionen bereit, wie ein Schutzmann, der die Geschwindigkeit des Verkehrs regelt, ohne selbst in die Autos einzusteigen.

Es gibt Tausende von Arbeiten in der Zelle. Eine davon ist der Transport des Wasserstoffs, den Enzyme als Wasserstoffträger besorgen. In jeder Sekunde transportieren 10 Millionen Wasserstoffträger Wasserstoff von Platz zu Platz. Es gibt auch Stickstoffträger, Schwefeltransporteure und Hunderte von anderen Arbeitern. In der lebenden Zelle wird die Nahrung von Enzym zu Enzym gereicht und dabei chemisch aufgeschlossen, abgebaut und umgebaut.

Der Abbau von Zucker zur Energiegewinnung heißt »Verbrennung«. Die Verbrennung des Zuckermoleküls läuft aber nicht spontan ab, sondern in vielen kleinen Schritten, für die je ein Enzym verantwortlich ist.

Schon lange bekannte Enzyme (Fermente) sind das Pepsin des Magensaftes und das Trypsin im Darmsaft, ebenso das Ptyalin, das im Speichel die Stärke aufschließen kann und die Lipasen, die Fette abbauen.

Man könnte die Rolle der Fermente mit der verschiedener Schlüssel vergleichen, von denen jeder nur imstande ist, ein

Funktion eines Enzyms

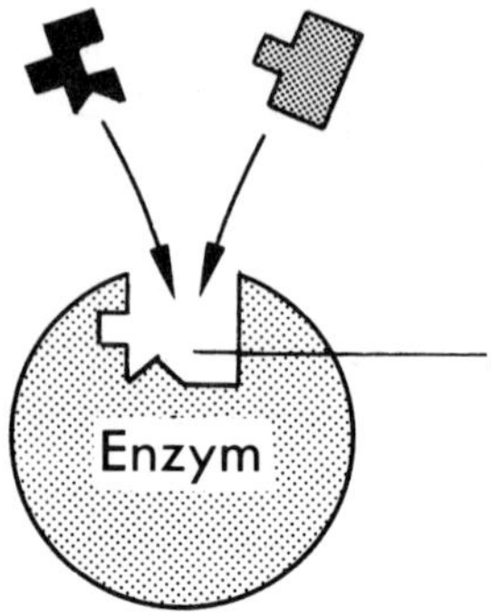

Die beiden Moleküle, die reagieren werden, treffen im aktiven Zentrum zusammen.

Verschweißungs-Reaktion

Die Verbindung wird in kurzer Zeit verwirklicht.

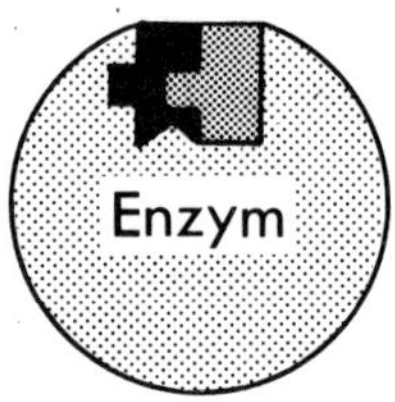

neues Molekül
(Produkt)

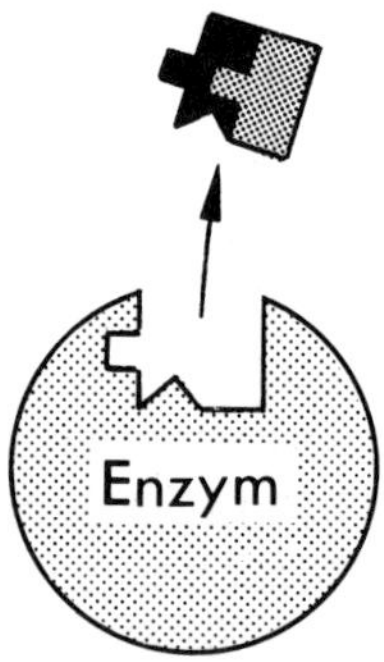

Das neue Molekül verläßt das aktive Zentrum. Das freigewordene Enzym ist bereit von neuem zu reagieren.

Dieselbe Reaktion kann auch umgekehrt ablaufen.

ganz bestimmtes Schloß zu öffnen. So verbinden sich Substratmoleküle, die eine ganz bestimmte Form haben, mit einem Enzym, das eine genau sich ergänzende Gestalt hat, für kurze Zeit. Das Enzym aktiviert die Substratmoleküle. Ist die Umwandlung vollzogen, verläßt das neu entstandene Produkt das Enzym, welches dann wieder frei ist für einen weiteren Prozeß.

Da alle Enzyme Proteine sind, werden sie durch hohe Temperaturen rasch zerstört. Enzyme sind auch empfindlich gegenüber Schwankungen des pH-Wertes (Meßzahl für die Wasserstoffionenkonzentration einer Flüssigkeit); je niedriger der pH-Wert, desto saurer, und je höher der pH-Wert, desto alkalischer ist die Lösung.

Im menschlichen Körper finden wir Enzyme, die im Körper selbst hergestellt, und Enzyme, die durch die Nahrung dem Körper zugeführt wurden. Besonders Frischkost ist reich an Enzymen. Je mehr Frischkost wir essen, desto mehr neues Leben fließt dem Körper zu.

Es ist wie wenn eine Maschine kein Öl bekommt und ihr Schmierstoff fehlt. Sie beginnt heißzulaufen und erleidet Schaden. Genau dasselbe gilt für die Zellmaschinen. Die Zellen verlieren ihre Funktionsfähigkeit, wenn ihnen gewisse Enzyme oder sonstige Stoffe (z.B. Mineralstoffe) fehlen oder wenn sie zu wenig davon bekommen. Hält der Mangelzustand längere Zeit an und werden die ganzen Reserven aufgebraucht, erkrankt der Mensch. Erkennt man den Mangel und behebt ihn durch Zufuhr der fehlenden Enzyme, bzw. der fehlenden Stoffe, dann gesunden die Zellen wieder und damit auch der Körper.

Deshalb ist es vonnöten, sich ein genaues Bild über die normalen Nahrungsbedürfnisse unseres Körpers zu verschaffen und alles zu meiden, was zu Mangelerscheinungen führen kann. Junge Menschen sind noch relativ reich an Enzymen, ältere Menschen sind darin ärmer und benötigen deshalb besonders enzymreiche Nahrung.

Mit unserer heutigen Nahrung und Ernährungsweise treten in dieser Hinsicht mancherlei Probleme auf, die im nächsten Kapitel besprochen werden.

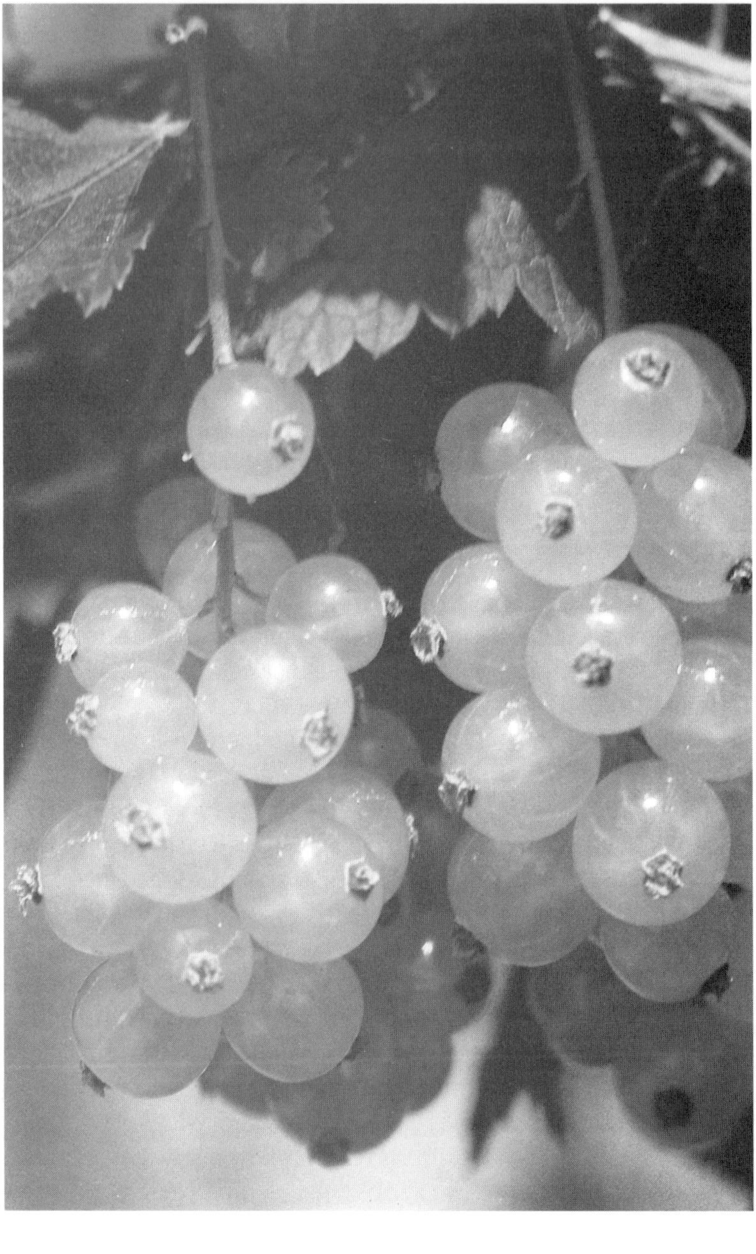

5. Der Ernährungshaushalt

Unsere Ernährung wirkt sich, wie wir gesehen haben, auf den gesamten Organismus aus und zwar sowohl auf seinen Aufbau wie auch auf seine Funktionen. Im Körper besteht eine festgelegte Gesetzmäßigkeit. Ein Handeln gegen diese Gesetzmäßigkeit kann lange ohne Folgen bleiben, da der Körper sich zu helfen weiß und stets bemüht ist, Verstöße gegen sie auszugleichen. Aber eines Tages geht dies nicht mehr.

Wer in den Tag hineinlebt und immer nur das ißt und trinkt, was ihm den höchsten Genuß verschafft, der strapaziert den Organismus und kann unter Umständen sehr krank werden.

Unsere Nahrung soll ja den oben genannten, unumstößlichen Bedürfnissen unseres Körpers entsprechen. Der Bedarf an Nahrung ist bei jedem unterschiedlich und ist abhängig von den Lebensumständen, der entsprechenden Arbeitsleistung, dem Alter und dem jeweiligen körperlichen Zustand. Aber eines dürfte wohl für alle gelten, was Sir William Osler meinte: »In bezug auf unsere Ernährung sind wir alle Sünder. Nur ein kleiner Prozentsatz von dem, was wir essen, nährt uns, der Rest bringt Schlacken und Energieverlust.«

Nahrung im eigentlichen Sinn sind nur die Stoffe, die vom Körper verwendet werden können, um körpereigenes Material aufzubauen. Stoffe, die ein Zuviel bedeuten, solche die unbrauchbar oder nicht umsetzbar sind außer gewissen Balaststoffen, die der Darm benötigt, können im Körper schädlich werden.

Dabei geht es nicht allein um die Nährstoffzusammensetzung oder um die Nahrungsmengen, sondern auch um den jeweiligen Zustand der Nahrung. Sie kann nämlich durch zu starkes Erhitzen denaturiert oder durch chemische Behandlung in ihren Grundzügen verändert werden.

Wir werden nun im Einzelnen und soweit als möglich unter Berücksichtigung der gegebenen Fakten die Hauptprobleme betrachten, die sich aus unserer heutigen Ernährungsweise ergeben.

Das Eiweißproblem

Eiweiß ist Grundbestandteil jeder lebenden Zelle und spielt in unserer Ernährung eine ganz besondere Rolle. Eiweiß ist Wuchsstoff, aber kein Brennstoff. Jeder erwachsene Mensch braucht deshalb nur so viel Eiweiß, wie zum Ersatz seiner verlorengegangenen Zellen notwendig ist. Der Verschleiß von Körperzellen ist bei allen Menschen gleich, egal ob sie geistig oder körperlich arbeiten.

Wir finden Eiweiß in Fleisch, Geflügel, Fisch, Eiern, Milch, Käse, Getreideprodukten, Reis, Kartoffeln, Hülsenfrüchten, Gemüse, Nüssen usw.

Um die Jahrhundertwende vertrat man die Ansicht, daß 120 bis 140 Gramm Eiweiß als Tagesbedarf nötig seien. Dies wurde mehrmals korrigiert. Man glaubt heute eine Regel gefunden zu haben, indem man etwa 1 Gramm Eiweiß pro Kilogramm Körpergewicht rechnet. Nach Dr. Dieter Böhmer liegt im Augenblick der Eiweißverbrauch in der Bundesrepublik bei 1,5 Gramm.

Früher glaubte man, daß nur tierisches Eiweiß die für den Körper wesentlichen Aminosäuren (Aminosäuren sind die kleineren Einheiten der Eiweißstoffe) enthalten. Heute wissen wir, daß auch Pflanzen die essentiellen Aminosäuren aufweisen. Die FAO wies nach, daß pro Person täglich 35 Gramm rein pflanzliches Eiweiß für die volle Gesundheit ausreichend sind.

Das qualitativ beste Eiweiß findet sich im grünen Blatt. Wenn man sich vor Augen führt, daß die stärksten Säugetiere (Pferd, Kuh, Büffel, Elefant u.a.) sich ausschließlich vom Pflanzeneiweiß ernähren und damit einen gewaltigen Körper aufbauen, braucht es keines weiteren Kommentars.

Es geht aber in erster Linie nicht um die Frage, ob Eiweiß von Tieren oder von Pflanzen stammt; die wichtigere Frage ist, in welchem Zustand sich das Eiweiß befindet, ob es unerhitztes und damit lebendiges, oder ob es erhitztes und damit totes Eiweiß ist.

Um bei tierischem Eiweiß lebendiges bzw. unverändertes Eiweiß zu bekommen, müßte der Mensch das Fleisch roh essen. Durch Erhitzen über 70 Grad Celsius und den Kochprozeß erfährt das Eiweiß eine Zustandsänderung, die man Denaturierung nennt.

Alle im Freien lebenden Tiere ernähren sich von unerhitzter Nahrung. Dabei besteht kein Unterschied zwischen Tieren, die sich von Tieren (Fleisch) und denen, die sich von Pflanzen ernähren. Würde der Löwe erhitztes Fleisch fressen, ginge er ein.

Wird zuviel erhitztes Eiweiß gegessen, entstehen im Darm Fäulnisstoffe, die über den Blutkreislauf mit praktisch allen Zellen in Berührung kommen. Wenn das Blut durch die Aufnahme von zuviel Eiweiß dick und trüb wird, fließt es langsamer durch die Blutgefäße, und die Folge ist dann erhöhter Blutdruck.

Durch ein relatives »Eiweißfasten« kann der hohe Blutdruck von alleine wieder reguliert werden, dabei sollte man sich auf Nahrungsmittel beschränken, die weniger als 30 Prozent Eiweiß in der Trockensubstanz enthalten (nach Dr. Aschoff).

Früher dachte man, der Mensch habe keine Möglichkeit, Eiweiß zu speichern. Dem ist aber nicht so. Überschüssig verzehrtes Eiweiß wird aus dem Blutserum in die Innenwände der Arterien abgelagert, beginnend in den kleinsten Gefäßen (nach Prof. Wendt). Infolge dieser Eiweißablagerungen werden die Gefäßwände weniger durchlässig für die Stoffe, die für die umliegenden Gewebe lebensnotwendig sind. Sobald der Körper mit der Nahrung wenig Eiweiß bekommt, greift er die Eiweißablagerungen an, und so können Krankheiten und Beschwerden durch teilweises »Eiweißfasten« verschwinden.

Da Eiweiß Wuchsstoff ist, ist er für Krebszellen, also für wild

Der Eiweißgehalt in der Trockensubstanz

über 30%

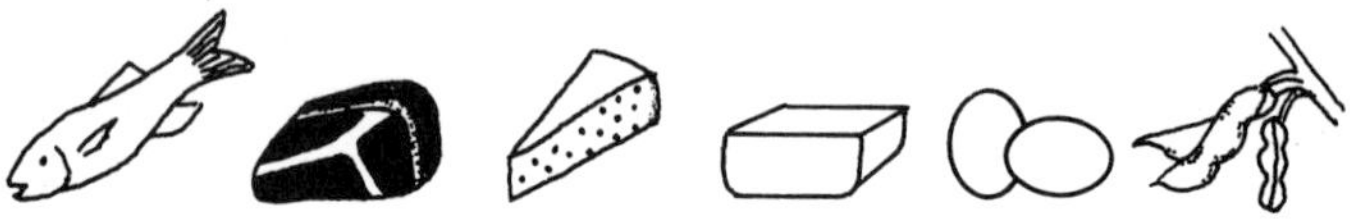

Fisch Fleisch Käse Quark Eier Soja

30%–9%

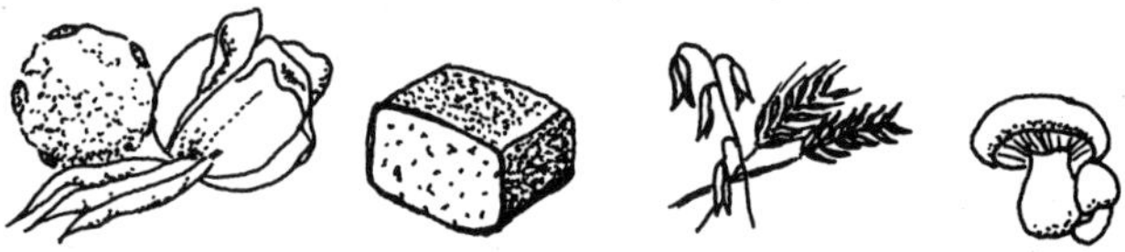

Gemüse Brot Getreideerz. Pilze

unter 9%

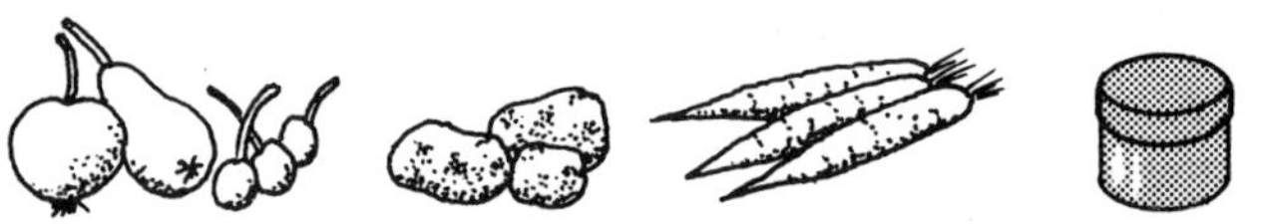

Obst Kartoffel Möhren Honig

(nach Dr. Roelen)

wuchernde Zellen, ein direkter Nährboden. Übermäßiger Genuß von Eiweiß kann die Wachstumsgeschwindigkeit eines Tumors fördern. Bei längerem Eiweißfasten kann dagegen ein Tumor zurückgehen (Dr. Aschoff).

Eine weitere Gefahr von zuviel Eiweiß ist die dadurch entstehende Übersäuerung der Gewebe, was bis zu Knochenschwund führen kann. Die aus dem Eiweißstoffwechsel hervorgehenden Abfallprodukte, nämlich Harnstoff und Harnsäure, werden normal über die Nieren ausgeschieden. Schwerlösliche Harnsäure, die von den Nieren nicht ganz ausgeschieden werden kann, lagert sich im Gewebe und in den Gelenken ab (Gicht) und kann in den Harnwegen zu Grieß- und Steinbildung führen. Zuviel Eiweiß kann also zum Risikofaktor für die Gefäße, die Gewebe und für die Nieren werden.

Hier ist ganz besonders wichtig, daß täglich für eine genügende Flüssigkeitsaufnahme gesorgt wird, damit der Körper unter allen Umständen genügend Harnsäure ausscheiden kann. Dies wird in einem besonderen Abschnitt noch behandelt. (Seite 63)

Abschließend kann gesagt werden, daß derjenige, der seinen Eiweißbedarf zum größten Teil aus unerhitzter Pflanzenkost von Getreide, Blatt- und Wurzelgemüsen sowie Obst deckt, dem normalen Eiweißbedürfnis des Körpers voll gerecht wird und keine körperlichen Belastungen davonträgt. Dabei ist eines noch wichtig, worauf Dr. med. Adam Kumpf hinweist: Der Körper will einen Teil seines Eiweißkreislaufes auch von dem dekken, was seine Darmflora und der Kreislauf der körpereigenen Schleim-Substanzen selbst produzieren. Es gibt Bakterien, die imstande sind, nicht essentielle Aminosäuren durch Einbau von Schwefel in essentielle umzuwandeln.

Wenn wir nicht bedenkenlos in Eiweiß schlemmen, dienen wir nicht nur unserem Körper, sondern wir leisten durch unseren Verzicht auf übermäßigen Fleischgenuß auch einen Beitrag zur Verbesserung der Ernährung für eiweißunterernährte Völker.

Das Fettproblem

Fette sind umgeformte Kohlenhydrate und sind wie diese für den Körper Energie- und Wärmespender. Nachteilig bei den Fetten ist, daß jedes überschüssige Gramm, das vom Körper nicht direkt benötigt wird, zum »Fettwerden« beiträgt, da der Fettüberschuß vom Körper gespeichert wird.

Von einigen Ärzten wird empfohlen, täglich zwischen 60 und 90 Gramm Fett zu essen. Der durchschnittliche Fettverzehr pro Person liegt heute bei etwa 140 Gramm. Das ist sicher zu viel.

Im 3. Kapitel »Stoffwechsel der Fette« wurden bereits gesättigte und ungesättigte Fettsäuren vorgestellt. Die Art der Fettsäuren bestimmt den Schmelzpunkt des Fettes. Dieser ist maßgebend für die Verdaulichkeit. Liegt der Schmelzpunkt höher als die Körpertemperatur, entgeht ein beachtlicher Anteil der Fette der Ausnutzung. Ungesättigte Fettsäuren haben einen niedrigen, gesättigte einen höheren Schmelzpunkt.

Es ist also darauf zu achten, daß unsere Nahrung in ausreichender Menge essentielle, also ungesättigte Fettsäuren enthält, die sich vorwiegend in pflanzlichen Ölen und Fetten finden. Solche ungesättigten Verbindungen sind lebendiger, das heißt sie sind an einer, zwei oder mehreren Stellen noch frei für chemische Reaktionen. An diesen freien Stellen kommt es im Organismus meist zu einer Verbindung mit Eiweißstoffen, und es entstehen Lipoproteine (Lipo = Fett, Protein = Eiweiß), die für den richtigen Ablauf der Stoffwechselvorgänge von Bedeutung sind. Nach Professor Warburg fördern die ungesättigten Fettsäuren die Sauerstoffversorgung der Zellen.

Bekömmliche Öle mit hohem Anteil ungesättigter Fettsäuren sind kaltgepreßtes Sonnenblumenöl, Distelöl, Maiskeimöl, Leinöl, Sojaöl, Olivenöl und Weizenkeimöl. (Weizenkeimöl ist außerdem Träger des Vitamin E, das die Herztätigkeit und den Wasserhaushalt des Körpers regelt.)

Butter enthält 58–65% gesättigte, 29–37% einfach ungesättigte, 2,9–4,6% zweifach ungesättigte und 0,9% bis über 2% hochungesättigte Fettsäuren.

Unser täglicher Fettbedarf sollte mindestens einen Teil ungesättigte Fettsäuren enthalten, denn beide Arten Fettsäuren sind für den Körper nötig. Sie haben je verschiedene Aufgaben zu erfüllen.

Gesättigte wie auch ungesättigte Fettsäuren werden für den Körper schädlich, wenn sie als Back- oder Kochfett zusammen mit anderen Nahrungsmitteln wie z.B. Stärke, erhitzt werden. Besonders Pfannkuchen, Krapfen und Kartoffelchips wirken sich aus folgenden Gründen mit der Zeit sehr negativ aus.

Durch Überhitzung wird die Zusammensetzung der Fette verändert. Die Leber kann dann kein einwandfreies Cholesterin aufbauen, sondern es entsteht ein verändertes, unnatürliches Cholesterin, und Arterienerkrankungen sind die Folge (Dr. Henry Bieler).

Das Fettproblem ist in erster Linie nicht ein Quantitäts-, sondern ein Qualitätsproblem. Es ist nicht eine direkte Einschränkung der Fette nötig, sondern der Verzehr einer ausreichenden Menge ungesättigter Fettsäuren zu beachten. Eine zu starke Einschränkung von Fett kann zu Galle-Stauungen in Leber und Gallengängen führen. Die Galle, deren Aufgabe gerade die Fettverdauung ist, wird dann vom Darm nicht hinreichend angefordert.

Alle Fette sollten maßvoll gebraucht werden, besonders im Alter und bei geringer körperlicher Bewegung. Ein zuviel an Fett oder Öl kann keine Arterienerkrankung verursachen, solange diese Öle oder Fette sich in ihrem natürlichen Zustand befinden. Der Fettüberschuß wird lediglich vom Körper gespeichert.

Kaltgepreßte Pflanzenöle, die selbstverständlich nicht erhitzt werden dürfen, sowie Butter und das in der Nahrung versteckte Fett decken den Fettbedarf vollkommen und in richtiger Weise.

Das Kohlenhydratproblem

Kohlenhydrate sind fast ausschließlich in pflanzlichen Produkten enthalten und liefern den Hauptanteil der benötigten Lebensenergie.

An erster Stelle liegen die Getreideerzeugnisse, die etwa 40% aller in unserer Nahrung enthaltenen Kohlenhydrate liefern. Nach ihnen kommen Zucker und zuckerreiche Erzeugnisse mit 32%, dann die Kartoffeln, deren Hauptbestandteil Stärke ist, und viele Gemüse sowie Milch mit 19% und Frischobst mit 9%.

Der Körper muß, wenn er Kohlenhydrate energetisch erschließen will, einen komplizierten Mechanismus in Gang halten. Deshalb gibt die Natur den Kohlenhydraten, die für ihre Verarbeitung nötigen Funktionsstoffe wie Mineralien und Vitamine mit auf den Weg. Im Keim des Getreidekorns ist zum Beispiel das für uns alle so lebensnotwendige Vitamin B_1.

Alle Kohlenhydrate werden im Körper über die »Zuckerstufe« abgebaut. Für diese Reaktionen werden unter anderem das Vitamin B_1 und Kalk benötigt. Die naturbelassenen Kohlenhydrate wie Kartoffel, Körner, Vollkornbrot und Obst enthalten die bei der Verbrennung notwendigen Vitamine und Kalk, so daß sie den Körper nicht schädigen.

Der Zucker ist in natürlichen Lebensmitteln als Teilbestand in ein Ganzes harmonisch eingebettet. Eigentlich sollte der Zucker nur als Fruchtzucker mit den ganzen Früchten genossen oder aber durch Einwirkung der Verdauungssäfte im Körper aus Stärke gebildet werden.

Nun ist es der Industrie gelungen, Zucker in reiner Form herzustellen. Aber dadurch wurde er aus dem natürlichen Verband herausgelöst und zu einem isolierten Kohlenhydrat verändert. Er besitzt in seiner 100%igen Konzentration nicht einmal mehr Spuren von Vitalstoffen, keinen Kalk und kein Eisen mehr. Da aber zum Abbau dieses Zuckers im Körper spezifische Enzyme, die vorwiegend aus Vitaminen des B-Komplexes bestehen, dringend benötigt werden, reißt der Fabrikzucker dann im Körper solche Vitamine und Kalk an sich. Er wird also zu einem Kalk-, Kalium- und Vitamin-Räuber im Körper.

Durch den Kalkverlust beim Zuckerabbau entstehen schlechte Zähne, Rachitis, Knochenschwund usw. Außerdem erzeugt er in den Verdauungsorganen Übersäuerung und führt zu ganz abruptem und plötzlichem starkem Blutzuckeranstieg, so daß die Bauchspeicheldrüse überfordert wird.

Deshalb sollten reine, beziehungsweise isolierte Kohlenhydrate in der Nahrung vermieden werden. Werden sie genossen, so brauchen sie einen Ausgleich durch Frischgemüse, Salate und Obst und Getreide (wegen B-Komplex).

Ähnlich wie beim Fabrikzucker verhält es sich auch beim "weißen" Mehl. Seit 100 Jahren entfernt man vor dem Mahlen des Getreides die Randschichten und den Keim, da der Fettanteil des Getreidekeims ranzig wird. Dadurch bleibt das Mehl nicht haltbar und nicht lagerfähig. Aber gerade in den Randschichten und im Getreidekeim befinden sich die wasser- und fettlöslichen Vitamine, besonders das Vitamin B_1, die für den Zuckerabbau dringend benötigt werden, ferner noch Mineralstoffe, Spurenelemente und Enzyme ungesättigter Fettsäuren und Aromastoffe.

Einerseits werden durch Mehl und Zucker keine Vitamine zugeführt, andererseits verbrauchen Mehl und Zucker beim Abbau im Körper Vitamine, sie erweisen sich sogar als Vitamin-Räuber.

Zum Kohlenhydratproblem gehört außerdem noch, daß der Fabrikzucker und das Weißmehl dem Menschen das gesunde Maß beim Essen nehmen. Er wird zuckersüchtig, kuchensüchtig, schokoladensüchtig, bonbonsüchtig usw. Das wunderbare Lebensmittel Kohlenhydrat wird zum Suchtmittel und damit zur größten Gefahr für die Gesundheit.

Das übermäßige Verlangen nach Süßigkeit ist ein Zeichen dafür, daß im Körper Vitalstoffe mangeln. Sobald die Nahrung wieder vollwertig ist, vor allem durch Vitamin B_1, verschwindet die Gier nach Süßem.

Am Wichtigsten ist also in unserer Ernährung die Vermeidung der raffinierten beziehungsweise der isolierten Kohlenhydrate, die die Hauptursache der Arteriosklerose und des Herzinfarkts darstellen. Bei Völkern, die keine raffinierten Kohlenhydrate verwenden, gibt es keine Herzinfarkte und keine Arteriosklerose. Durch den Verzehr raffinierter Kohlenhydrate entsteht eine krankhafte Blutbeschaffenheit und damit Thrombosegefahr. Dadurch werden Lebensmittel ohne Leben zu Krankheitsmitteln. (Dr. Bruker)

Eine der Hauptursachen der Störungen im gesamten Stoffwechsel ist der Vitamin B_1-Mangel. Der heutige Vitamin B_1-Gehalt der Nahrung liegt bei 0,8 mg pro Tag, sollte aber mindestens 1,5 mg betragen. Dieser Mangelzustand wird noch verstärkt durch den Genuß des Vitamin B_1-Räubers Zucker und Mehl.

Da der Hauptlieferant von Vitamin B_1 der Getreidekeim ist, kann unser Bedarf darin nur gedeckt werden, wenn der Getreidekeim mitgenossen wird. Dabei ist noch zu bedenken, daß das Vitamin B_1 wie alle anderen B-Vitamine hitzeempfindlich ist und verloren gehen kann. Deshalb sollte man nach Möglichkeit täglich unerhitztes Getreide in Breiform zu sich nehmen. Vitamin B_1-Mangel ist sicher durch zwei Dinge zu beheben: durch Einschränkung des Zucker- und Mehl-Verbrauchs und durch den Genuß von Vollkornprodukten. (Siehe Seite 72)

Zusammenfassend ist zu sagen, daß bei den Kohlenhydraten nur dann große Gefahren für die Gesundheit entstehen, wenn sie nicht naturbelassen genossen werden. Eine Fülle von natürlichen Kohlenhydraten wie Obst, Gemüse, Kartoffeln, Wurzeln, Vollkornprodukten stehen uns zur Verfügung und garantieren die Gesundheit.

Das Hauptemährungsproblem liegt in der Abwendung von den Industrienahrungsmitteln. Je kränker der Mensch ist, desto strenger sollte er Fabrikzucker und Feinmehl vermeiden.

Das Basen- und Säurengleichgewicht

Unser Körper braucht in einer von der Natur wohlausgewogenen Zusammenstellung sowohl Säuren (Aminosäuren, Fettsäuren, Magensäure usw.) als auch Basen (Kalk, Magnesium- und Natrium-Verbindungen usw.).

Bei unseren Nahrungsmitteln können wir unter diesem Gesichtspunkt drei Hauptgruppen unterscheiden. Zum ersten sind es die Säurespender oder Säurebildner, dann die Basenspender oder Basenbildner und zum dritten die neutralen Nahrungsmittel mit ungefährem Basen-Säurengleichgewicht.

Aus der Vereinigung von Säuren und Basen entstehen unter Einwirkung von Sauerstoff Salze. Die im Wasser gelösten und dabei gespaltenen Moleküle heißen wegen ihrer Elektroaktivität Ionen. Von ihnen werden im Körper Mikroströme übertragen. Basische Stoffe sind positiv, die sauren negativ geladen. Die Ausgeglichenheit zwischen beiden ermöglicht die Aufrechterhaltung von Lösungen, die Blut und Zellen im wesentlichen aufbauen. Das Säuren-Basengleichgewicht ist also ein vom Körper gefordertes Faktum.

Unser Blut besteht zu einem Fünftel aus Säuren und zu vier Fünftel aus Basen. Wenn man den pH-Wert des Blutes mißt – wir sprachen bereits im Abschnitt über die Enzyme des Körpers vom pH Wert – dann wird man morgens, mittags und abends immer pH-Werte finden, die zwischen 7,21 und 7,41 liegen. Die pH-Skala geht von pH 1 bis pH 14. Von pH 1 bis pH 7 handelt es sich um saure Lösungen, pH 7 ist neutral und von pH 7 bis pH 14 handelt es sich um basische Lösungen. Je niedriger der pH-Wert, desto saurer, und je höher, desto alkalischer sind die Lösungen. Der normale pH Wert des Blutes entspricht mit pH 7,21 bis 7,41 einer schwach basischen Reaktion.

Der Körper ist bemüht, diesen Wert mit allen Mitteln aufrechtzuerhalten, so wie er auch die Körpertemperatur ständig zwischen 36° und 37°C hält. Der Körper versucht also einen etwaigen Säureüberschuß durch Regulations- und Pufferreaktionen unbedingt auszugleichen.

Die uns gewohnte Kost besteht zum großen Teil aus säurebildenden Nahrungsmitteln. Dadurch wird der Säuregehalt des Blutes vergrößert. Professor Eppinger in Wien stellte schon vor dem Zweiten Weltkrieg fest, daß das Blut der Österreicher, die sich mit der normalen Volkskost ernährten, im Alter von 35 Jahren völlig mit Säuren übersättigt war. Er nannte diesen Zustand Blutrheuma, das Vorstadium der meisten Stoffwechselkrankheiten.

Nicht etwa das führt zu einer Übersäuerung des Blutes, was auf der Zunge sauer schmeckt, sondern gerade das, was süß schmeckt (z.B. Zucker, Schokolade, Bonbons). Die Obst- oder Fruchtsäuren sind die besten Basenträger. Sie werden zu Kohlendioxid und Wasser oxidiert. Das Kohlendioxid wird ausgeatmet und das Wasser durch die Haut oder durch die Nieren ausgeschieden. Die Basen, die in den Früchten vorhanden sind, können somit Säuren im Körper neutralisieren.

Die Übersäuerung des Blutes ist ein Hauptproblem, mit dem der Körper nicht fertig werden kann, wenn wir uns nicht entsprechend ernähren. Nehmen wir nämlich ständig zuviel säurespendende Nahrung zu uns, bleiben die Säureüberschüsse im Blut, die erst ausgeschieden werden, wenn sie durch eine neue Basenzufuhr neutralisiert werden. Deshalb sollten säurebildende Nahrungsmittel zusammen mit basenbildenden Speisen genossen werden. Ist dies aber nicht der Fall, dann sucht der Körper mit allen ihm zur Verfügung stehenden Mitteln, dem Säureüberschuß Herr zu werden. Er wendet dabei einen Kunstgriff an, indem er aus dem Eiweiß der zugeführten Nahrung die Base Ammoniak herstellt und damit die Säuren absättigt. Bei diesem Prozeß kann er natürlich auch das körpereigene Eiweiß angreifen. Leider entstehen bei dieser Ammoniakherstellung im Körper auch schädliche Stoffwechselrückstände, vor allem Harnsäure.

Die Säure, die nicht neutralisiert und ausgeschieden werden kann, wird in Geweben, Muskeln, Sehnen, Nerven, Knochen und Organen abgelagert. Gallensteine, Nierensteine, Blasensteine sind Notmaßnahmen, solche überschüssige Säure zu deponieren.

Eine ganz besonders große Gefährdung des Säuren-Basengleichgewichts stellen die schon im Kohlenhydratproblem

Das Säure-Basen-Gleichgewicht

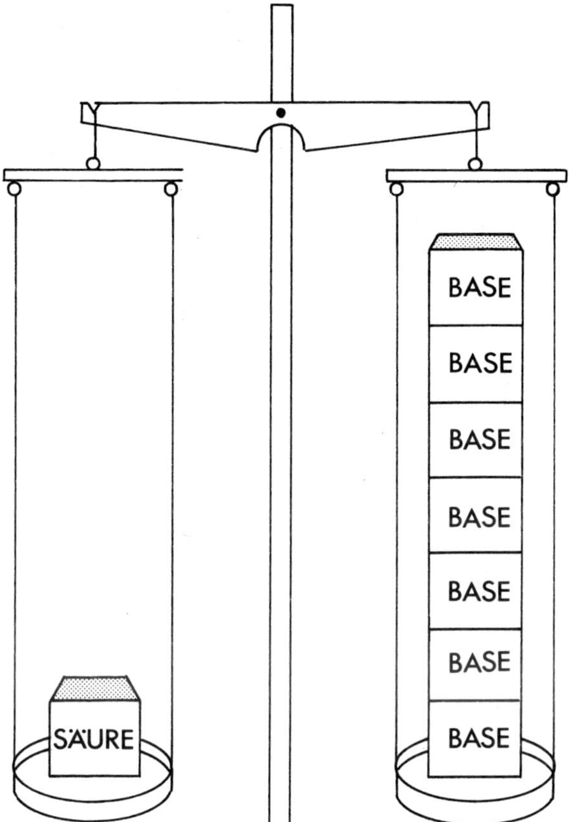

Um eine Säure-Einheit zu neutralisieren müssen 7 Basen-Einheiten zur Verfügung stehen.

(nach Dr. Ragnar Berg)

erwähnten raffinierten Kohlenhydrate dar, die sich als Basenräuber erweisen.

Der Abbau von Fabrikzucker, der von allen Mineralstoffen befreit wurde, verlangt im Organismus große Mengen an Basen, so daß man sagen kann, der Zucker ist ein Haupt-Basenräuber. Er wirkt, wie das Weißmehl mit seinen Produkten (Weißbrot, Teigwaren, Feingebäck) und die gehärteten Fette, sehr versäuernd. Hedy Bircher-Rey nennt den weißen Zucker, das Weißmehl und die gehärteten Fette das »Räuber-Trio«.

Um den Basen-Räubern gerecht zu werden, greift der Körper als allerletzten Ausweg die alkalischen Reserven (Kalk) in seinem Knochengerüst an. Dadurch zeigen sich Zahnschäden, Gelenkschäden, Bandscheibenschäden und Osteoporose. Die Säure frißt also im Körper den Kalk, da der Kalk zur Neutralisierung der Säuren verwendet wird.

Eine vernunftgemäße Ernährung wird unbedingt genügend Basenbildner in der Zusammenstellung der Speisen berücksichtigen. Basenspender sind alles Obst, sofern es reif ist, alles Gemüse (außer Rhabarber und in gekochtem Zustand Rosenkohl und Spinat). Außerordentlich basenreich sind Kartoffeln, Kastanien, Aprikosen, Feigen und ganz besonders Frischsalate; je frischer, desto basenreicher. Getreidekörner enthalten 60 Prozent Basen, verlieren aber beim Kochen die basischen Werte. Auch das Gemüse, das an und für sich basisch ist, kann säuernd wirken, wenn es nicht mit dem Kochwasser genossen wird, da der Basengehalt in das Kochwasser übergeht. Das Gemüsewasser sollte man deshalb als Suppe oder als Getränk zu sich nehmen.

Milch, Quark und quarkähnliche Käsearten, auch frische Butter, überreife Bananen, Melonen, Tomaten usw. gelten als neutral.

Als hundertprozentige Säurebildner gelten Fleisch, Fisch, Tierfett, gehärtetes Pflanzenfett, Weißbrot, Kuchen, Schokolade, Fabrikzucker, Kochsalz usw. Auch Kaffee, Bier, Wein oder Sekt wirken säuernd.

Dr. Ragnar Berg hat über das Verhältnis von Säure zu Base eine Regel aufgestellt, es müßte 1:7 sein, das heißt, wer Fleisch oder andere Säurebildner ißt, bräuchte siebenmal soviel Gemüse, Kartoffeln, Salat, Obst usw., um eine Neutralisation zu erreichen.

Alles in allem könnte man es so vereinfacht sagen: Wer täglich einen Frischsalat, der mit einem Kartoffelgericht kombiniert ist, zu sich nimmt, kann auch bei sonst säurebildender Kost das Säuren-Basengleichgewicht wahren, allerdings mit der Einschränkung, daß er Basenräuber weitgehend vermeidet.

Die Flüssigkeitsfrage

Eine vernunftgemäße Ernährung berücksichtigt nicht nur das Essen, sondern auch das Trinken. Die Frage ist was, wann und wie man trinken soll. Hierüber bestehen sehr geteilte Ansichten.

Der menschliche Körper besteht zu 60 bis 70 Prozent aus Wasser. Die Körperflüssigkeit wird verunreinigt durch Abfallstoffe, durch Einatmen schlechter Luft und durch Genußmittel wie Alkohol, Kaffee und Tabak.

Die Wasserabgabe des Körpers liegt täglich bei etwa 3 Liter. Sie werden durch Nieren, Darm, Haut und Lunge ausgeschieden. Mindestens diese Flüssigkeitsmenge müßte dem Organismus auch wieder zugeführt werden. Wir sollten also täglich etwa 3 Liter Flüssigkeit zu uns nehmen, davon sollten 1 bis 1,5 Liter Wasser sein. Wer glaubt, dem Reinigungsbedürfnis seines Körpers Genüge getan zu haben, wenn er morgens eine Tasse Kaffee trinkt, der möge einmal überlegen, ob er sich auch mit Kaffee waschen würde. Ein Pferd könnte man schlagen, es würde kein schmutziges Wasser trinken.

Reines Wasser ist für unseren Organismus genau so wichtig wie das Essen naturbelassener Nahrung. Am besten ist reines, unbelastetes, giftfreies Quellwasser, das aber leider heute schwer zu finden ist. Ansonsten trinke man stilles Mineralwasser, das nicht durch Nitrat belastet ist. Das Mineralwasser sollte, wenn möglich, mineralarm sein, denn je mehr Mineralstoffe schon im Wasser sind, um so mehr wird die Ausscheidung aus dem Körper erschwert. Eines der mineralärmsten Wasser ist Volvic-Wasser.

Kein Durstgefühl zu haben, bedeutet nicht, daß der Körper keine Flüssigkeit benötigt, sondern eher, daß die normale Funktion bereits degeneriert ist. Man kann sich das Wassertrinken nicht mit Gewalt aufzwingen, aber man beginne langsam mit einem Glas Wasser gleich nach dem Aufstehen und steigere es bis zu 1/2 oder 3/4 Liter. Das Wassertrinken am frühen Morgen sollte zur festen Gewohnheit werden.

Dabei ist zu beachten, daß Wasser, wenn es kälter ist als unsere Körpertemperatur, im Körper erwärmt werden muß, was für den Körper einen Kalorienverlust bedeutet. Man erwärme deshalb das Wasser vor dem Trinken etwas.

Tagsüber trinke man immer zwischen den Mahlzeiten, um nicht den Magensaft während des Essens zu verdünnen und dadurch eine schlechte Verdauung hervorzurufen. Man kann tagsüber und am Abend an Stelle von Mineralwasser reichlich Kräuter-Tee, etwas Wein oder Bier trinken, aber nicht im Übermaß.

Konzentrierte Obstsäfte sind nicht als Getränk, sondern als Kohlenhydratspeise zu betrachten, die Schluck für Schluck eingespeichelt werden müßten, da sie sonst erst im Dünndarm verdaut werden.

Wird mehr Flüssigkeit getrunken, so belastet dies den Kreislauf nicht, denn die im Blut bewegte Flüssigkeitsmenge bleibt konstant. Entsprechend, wie Wasser aus dem Magen-Darm-Trakt in das Blut und Gewebe übernommen wird, wird Urin von den Nieren ausgeschieden. Man kann durch mehr Wassertrinken die Urinmenge erhöhen und damit erheblich mehr Schlakken ausscheiden.

Bei zu wenig Flüssigkeitsaufnahme wird bei den Verdauungsvorgängen im Körper die Ration an Wasser gekürzt, der Stuhl wird härter, der Urin spärlicher, die Hautausdünstung hört auf.

Bei den Bronchien, die beständig mit einem an rohes Eiweiß erinnernden, von Schleimdrüsen abgesondertem Schleim bedeckt sind, wird der Schleim dickflüssig, wenn nicht genügend Flüssigkeit im Körper ist. Es entstehen Zersetzungsprozesse. Besonders die Leber benötigt als Putzfrau des Blutes und als Entgiftungsstation des Körpers sehr viel Wasser. Es leuchtet ein, daß sie bei zu geringer Flüssigkeitsmenge ihre Funktion einfach nicht voll erfüllen kann. Die giftigen Schlacken, die die Galle enthält, wandern einen langen Weg von der Mündung der Galle in den Zwölffingerdarm bis zum Dick- und Enddarm. Um die Galle aber weiterzuleiten, braucht es soviel wie möglich Flüssigkeit.

Schwere Stuhlverstopfung kann oft leicht geregelt werden, wenn dem Körper genügend Wasser zugeführt wird.

Auch die Nieren brauchen eine tägliche Wassermenge, um die Ablagerungen in den Geweben auszuscheiden, sonst bleiben unwillkürlich größere Mengen Schlacken, Abfallstoffe und Gifte im Körper zurück. Wenn wir besonders an das Problem der Übersäuerung denken, dann begreifen wir, daß viele rheumatische Krankheiten dadurch vermieden werden können, daß der Körper genügend Wasser bekommt zur Reinigungsarbeit der Ausscheidungsorgane und darüber hinaus zur Reinigung in den chemisch biologischen Vorgängen in den Zellen.

Zusammenfassend kann gesagt werden, daß Wassertrinken den Gesundheitszustand verbessert, denn das Blut ruft direkt nach Wasser, um es an die Organe zu verteilen, die, wie wir gesehen haben, zur Erfüllung ihrer Funktion unbedingt ein gewisses Quantum an Flüssigkeit brauchen. Nur dann können sie sich durch eine genügende, tägliche Wassermenge von den Abfallstoffen und Giften, die sich in den Organen gebildet haben, befreien. Vorausgesetzt natürlich, daß die Ausscheidungsorgane normal arbeiten.

Wasser schwemmt nicht auf, sondern aus. Die Ausscheidung der Flüssigkeitsmenge kann durch Bäder, Duschen, Abreibungen, Tiefatmungen und Bewegung in frischer Luft noch begünstigt werden.

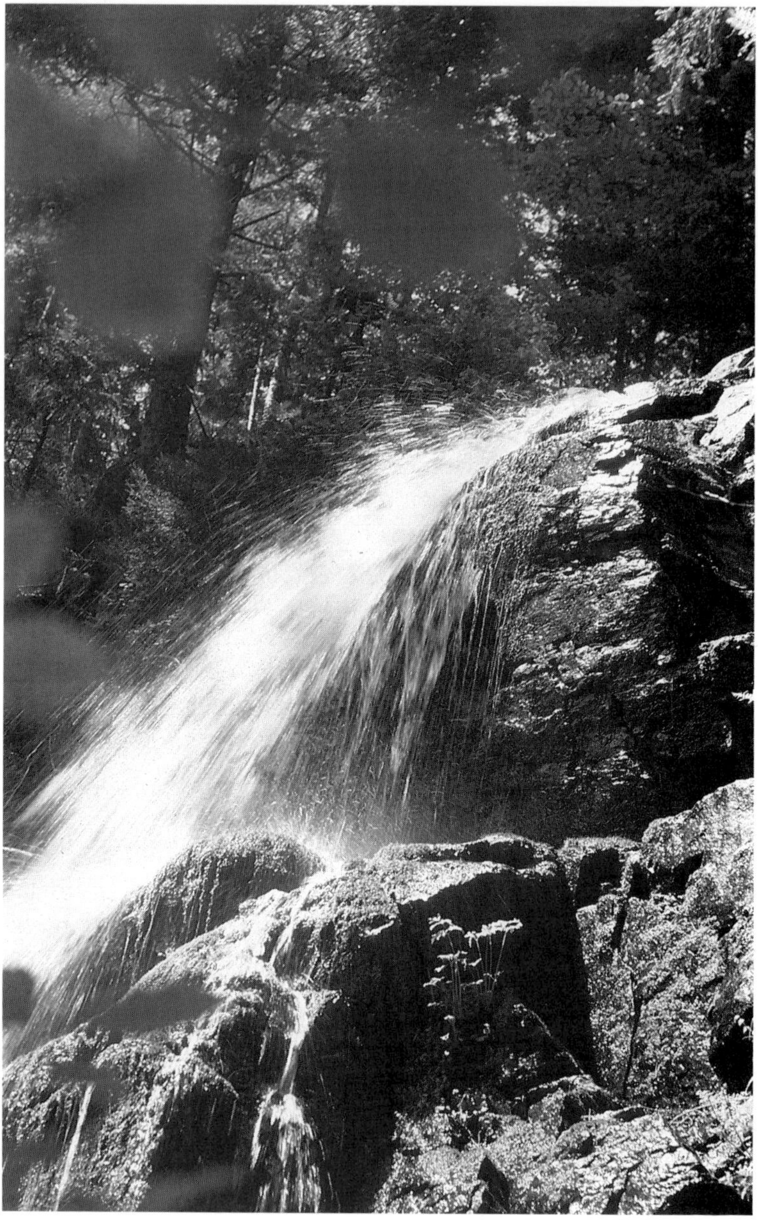

6. Die alte und die neue Ernährungslehre

Unser Ernährungsdenken wurde durch verschiedene Leit- und Lehrsätze vergangener Jahrhunderte geprägt, und es ist nötig, sie heute zu korrigieren. Die alte Ernährungslehre, bedingt durch die Entwicklung der Naturwissenschaften, zerlegte die Nahrungsmittel in ihre drei Grundnährstoffe Eiweiß, Fett und Kohlenhydrate. Jeder war der Ansicht, daß es in erster Linie auf die Energie, die diesen Lebensmitteln innewohne, ankomme und der Wert der Nahrung einzig vom Kaloriengehalt abhänge.

Man nahm an, daß etwa 2000 bis 4000 Kalorien den menschlichen Energiebedarf decken. Eine Kalorie ist jene Wärmeeinheit, die benötigt wird, um einen Liter Wasser von 14,5 Grad Celsius auf 15,5 Grad Celsius zu erwärmen. Man errechnete auf dieser Grundlage, daß ein Gramm Fett 9,3, ein Gramm Eiweiß 4,1 und ein Gramm Kohlenhydrate 4,1 Kalorien ergab. Je mehr Kalorien ein Nahrungsmittel pro Gewichtseinheit enthielt, desto wertvoller wurde es angesehen. Heute mißt man in Joule; 4 Joule entsprechen etwa 1 Kalorie.

Diese Vorstellung wurde durch die Erfindung der Dampfmaschine entwickelt: Je mehr Kohle gefeuert wird, desto mehr Dampf beziehungsweise Energie kann erzeugt werden.

So suchte man Eiweiß, Fett und Kohlenhydrate in ausreichender Menge zu sich zu nehmen, um genügend Energie zu haben. Als bekannt wurde, daß alle Kohlenhydrate bei der Verdauung im menschlichen Körper in Zucker umgewandelt werden, wollte man dem Körper möglichst viel Zucker in konzentrierter Form zuführen. Die vielen Zuckerfabriken, die entstanden, waren ganz im Einklang mit diesem Ernährungsdenken.

Was nicht Eiweiß, Fett und Kohlenhydrate (Zucker) war, betrachtete man als Ballast. Dieses einseitige Kaloriendenken führte zwangsläufig zu einer »quantitativen« Nahrungsauffassung und ließ die Qualität ganz in den Hintergrund treten.

Sicher ist die Kalorienlehre an sich richtig, aber man weiß heute, daß die Kalorienwerte der Nahrung nichts nützen, wenn sie dem Körper nicht zusammen mit den Stoffen angeboten werden, die zur Auswertung der Kalorien unbedingt gebraucht werden.

Wir haben im Kapitel über das Kohlenhydratproblem bereits gesehen, daß der Zuckerabbau im Körper ein komplizierter Mechanismus ist, und um die chemischen Reaktionen auszulösen und zu lenken, dringend Steuerungshilfen und Wirkstoffe wie das Vitamin B_1 und Kalk benötigt werden. Ohne Steuerungshilfen sind die Kalorien (Kohlenhydrate) sogar ein Fluch für den Körper. Sie erweisen sich als Basenräuber und damit als Krankmacher.

Zu Beginn des 20. Jahrhunderts kam die große Entdeckung der Vitamine als Wirkstoffe. In der Folgezeit wurden immer weitere Wirkstoffgruppen entdeckt und in ihrer Bedeutung erkannt. Heute werden sie als Vitalstoffe zusammengefaßt. Darunter fallen Spurenelemente, Vitamine, Enzyme, ungesättigte Fettsäuren und Aromastoffe, deren Erforschung aber noch nicht als abgeschlossen angesehen werden kann.

Nach Professor Kollath geht es nicht darum, Einzelbestandteile der Lebensmittel chemisch und physikalisch in ihren Wirkungen als Teilwert zu beurteilen, sondern das Ganze in der Komposition als Vollwert zu sehen. Das Ganze ist mehr als die Summe seiner Teile.

Die feststellbaren chemischen Teile einer Frucht sagen weder etwas über die Gestalt noch über die Qualität der Frucht aus. Man kann nicht in der Sicht der einzelnen Teile das Ganze beurteilen. Aber vom Ganzen können die einzelnen Teile betrachtet werden. Dies ist der Ausgangspunkt der neuen Ernährungslehre.

Die neue Ernährungslehre sagt, daß der Wert einer Nahrung nicht vom Gehalt der drei Grundnahrungsstoffe Eiweiß, Fett und Kohlenhydrate, sondern auch vom Gehalt an Vitalstoffen abhängig ist. Diese Nahrung kann als »lebendige Nahrung« bezeichnet werden.

Jede Zelle unseres Körpers braucht für ihre normale Tätigkeit eine ganz bestimmte Zusammensetzung biologischer Stoffe. Ein Nahrungsmittel ist um so wertvoller, je »lebendiger« es ist, denn der Körper des Menschen verlangt in erster Linie keine kalorienreiche, sondern eine »lebendige« Nahrung.

Nur wenn die Vitalstoffe in einem ausgeglichenen Verhältnis zueinander in der Nahrung vorhanden sind, ist auch noch Leben in ihr. Nahrungsmittel, deren Vitalstoffe durch Lagerung oder Verarbeitung zerstört wurden, können zu Krankheitsstoffen werden. Nur durch die Steuerungshilfen und Wirkstoffe, beziehungsweise Vitalstoffe, sind es im wahren Sinn »Lebens«-Mittel.

Pythagoras sagte schon vor über 2400 Jahren: »Tiefste Wahrheiten und letzte Erkenntnis sind nur jenen Menschen zugänglich, die ihren Körperhaushalt auf Ökonomie, Reinheit und Frische umstellen, am besten durch eine schlichte Ernährung aus lebensfrischen Speisen.«

Wir werden nachfolgend die Vitalstoffe, zu denen die Vitamine, die Mineralstoffe und Spurenelemente, die Enzyme, die ungesättigten Fettsäuren, die Aromastoffe und die Faserstoffe (Ballaststoffe) zählen, im einzelnen betrachten.

Vitamine

Noch einmal: Vitamine sind keine Bau- und Nährstoffe, sondern Wirkstoffe, Schutz- und Reglerstoffe. Vitamine sind organische Substanzen, im Gegensatz zu den Mineralstoffen und Spurenelementen, die zu den anorganischen Stoffen zählen.

Ihr Name wurde abgeleitet von vita = Leben, da sie für die Lebensvorgänge von großer Bedeutung sind, und von Aminen, da man annahm, daß es sich um Stickstoffverbindungen handle. So lag es nahe, sie »Vitamine« zu nennen. Heute weiß man, daß keineswegs alle Vitamine Aminogruppen enthalten, aber der Name ist geblieben.

Da die Forscher anfangs keine chemische Struktur der Vitamine kannten, hat man sie in der Reihenfolge, in der sie entdeckt wurden, mit einem Buchstaben des Alphabets benannt. Etwa ein Dutzend Hauptvitamine wurden entdeckt. Manche Vitamine haben einen einfachen Aufbau wie das Vitamin C, andere dagegen sind schwer zu fassen.

Vitamine zeigen bereits in ganz geringen Mengen biologische Aktivitäten. Als Co-Enzyme ermöglichen sie die Arbeit der Enzyme beim Umbau der Nahrungsstoffe. Der Tagesbedarf beim Menschen liegt bei den meisten Vitaminen unter 10 Milligramm.

Mit der Entdeckung der Vitamine trat eine Wandlung im Ernährungsdenken ein. Man verstand, daß der Körper nicht nur Eiweiß, Fett und Kohlenhydrate braucht, sondern für bestimmte lebensnotwendige Funktionen Vitamine benötigt. Da er sie nicht im Stoffwechsel oder in nicht genügendem Umfang im Stoffwechsel herstellen kann, muß er sie durch die Nahrung aufnehmen.

Die Produzenten der Vitamine sind im wesentlichen Pflanzen und Mikroorganismen. Wichtige Vitaminquellen sind daher Obst, Gemüse, Getreide, Kartoffel, pflanzliche Fette. Über die pflanzliche Nahrung oder Mikroorganismen gelangen die Vitamine auch in den Tierorganismus. Daher führen wir uns auch in geringerem Maße Vitamine durch den Genuß von Milch, Eiern, Käse, Fleisch, Fisch, tierische Fette usw. zu.

Vitamine sind sehr empfindlich gegenüber äußeren Einflüssen und können leicht zerstört werden. Deshalb müssen Lebensmittel bei Lagerung und Zubereitung eine schonende Behandlung erfahren. Auch alkoholische Flüssigkeiten spülen unter Umständen lebenswichtige Spurenelemente und Vitamine aus dem Körper hinaus. Bei Mangel an Vitaminen treten entsprechende Krankheiten auf. (Skorbut, Rachitis, Xerosis der Bindehaut des Auges, Krankheiten des Blutes)

Man teilt die Vitamine in zwei große Gruppen ein, in fettlösliche und in wasserlösliche Vitamine. Zu den fettlöslichen Vitaminen gehören die Vitamine A, D, E und K. Zu den wasserlöslichen Vitaminen zählen die Vitamine der B-Gruppe und Vitamin C. Zuviel im Körper aufgenommene wasserlösliche Vitamine werden im Urin ausgeschieden, zuviel fettlösliche Vitamine werden gespeichert.

Vitamin A (Retinol, Axerophtol)

Das fettlösliche Vitamin A gehört zu einer Gruppe von Substanzen, die man Carotine nennt. Carotin ist ein sogenanntes Pro-Vitamin (pro = vor) und wird im Körper zu Vitamin A umgewandelt. Das Carotin-Kettenmolekül besteht aus 40 Kohlenstoffatomen und 56 Wasserstoffatomen. Diese bricht der Körper auseinander und erhält zwei Moleküle Vitamin A. Er gewinnt das Vitamin A aber auch in reiner Form aus Nahrungsmitteln.

Der Mindestbedarf an Vitamin A ist täglich ein Milligramm und wird durch Milch, Butter, Eier, Käse und Gemüse wie Karotten, Rettiche, Gurken, Tomaten, Kürbis usw. gedeckt. Da Vitamin A nur in Verbindung mit Fett wirksam ist, empfiehlt sich, an Rohkostsalate etwas Öl oder Sahne zu geben.

Fehlt Vitamin A, wird die Haut spröde, die Hornhaut trocknet aus, es kann auch Nachtblindheit entstehen. Die Wandzellen der Atemwege verlieren die Flimmerhaare, dadurch ist eine erhöhte Anfälligkeit für Infektionskrankheiten gegeben. Es steht fest, daß Vitamin A den Abwehrmechanismus des Körpers stärkt.

Die Vitamin-B Gruppe

Es gibt nicht nur ein Vitamin B, sondern eine ganze Gruppe von B Vitaminen, die man als Vitamin-B-Komplex bezeichnet. Da sie alle wasserlöslich sind, können sie nicht im Körper gespeichert werden. Es ist also wichtig, daß der Körper täglich Vitamine der B-Gruppe bekommt. Dabei steht fest, daß alle B-Vitamine ihre Wirkung gleichzeitig miteinander ausüben und der Körper seine Arbeit dann am besten verrichten kann, wenn alle B-Vitamine zur Verfügung stehen.

Das Vitamin B_1 (Thiamin, Aneurin) spielt beim Zuckerabbau in den Zellen des Körpers die wichtigste Rolle. Es ist auch an der Konstanthaltung der Muskelspannung im Verdauungstrakt und an der Bildung von Magensäure beteiligt. Fehlt B_1 kommt es zu Störungen im Kohlenhydratstoffwechsel, zu Herzstörungen und zu einer verminderten Widerstandskraft bei Infektionen.

Der Bedarf an B_1 kann durch Vollkornbrot, Getreidekeime, Nüsse, Bierhefe, Hülsenfrüchte, Kartoffeln und Milch voll gedeckt werden. Da B_1 zu den wasserlöslichen Vitaminen zählt, sollten Kartoffel und Gemüse gründlich, aber so kurz wie möglich gewaschen werden, und Kartoffeln sollten nicht am Vortage geschält werden.

Das Vitamin B_2 (Riboflavin, Lactoflavin) ist Bestandteil vieler Enzyme und hat darum für den gesamten Stoffwechsel große Bedeutung. Ohne B_2 leidet die Verwertung der Eiweißstoffe, der Stärkeprodukte und der Fettsäuren. Flavinenzyme sind für den Aufbau des roten Blutfarbstoffs (Hämoglobin) unentbehrlich und wesentlich für den Sehprozeß. B_2 ist auch für das normale Wachstum verantwortlich und besonders für Kinder wichtig.

Die beste Quelle für Vitamin B_2 sind Milchprodukte, Eier und Hefe. Auch Blattgemüse ist reich an B_2, jedoch nur gekochtes Blattgemüse gibt B_2 her. Vitamin B_2 ist zwar sehr hitzebeständig, aber durch Lichteinfluß wird der Gehalt an B_2 vermindert, deshalb gilt: Lebensmittel möglichst dunkel aufbewahren und in Töpfen mit gut schließendem Deckel garen.

Das Vitamin B_3 (Niacin, Niacinamid, Nicotinsäure, Nicotinsäureamid) kann bei einer ausgewogenen Ernährung im Körper auch selbst hergestellt werden. B_3 kann Cholesterin und andere Fettsubstanzen im Körper auflösen und ist deshalb eine große Hilfe zur Vermeidung von Herzinfarkt. Es hat eine gefäßerweiternde Wirkung und einen großen Anteil bei der Regelung des Kohlenhydratstoffwechsels.

Vitamin B_3-Lieferanten sind Hefe, Weizenkeime, Eier, Milch,

Ungeschältes Korn als Lieferant von Vitalstoffen

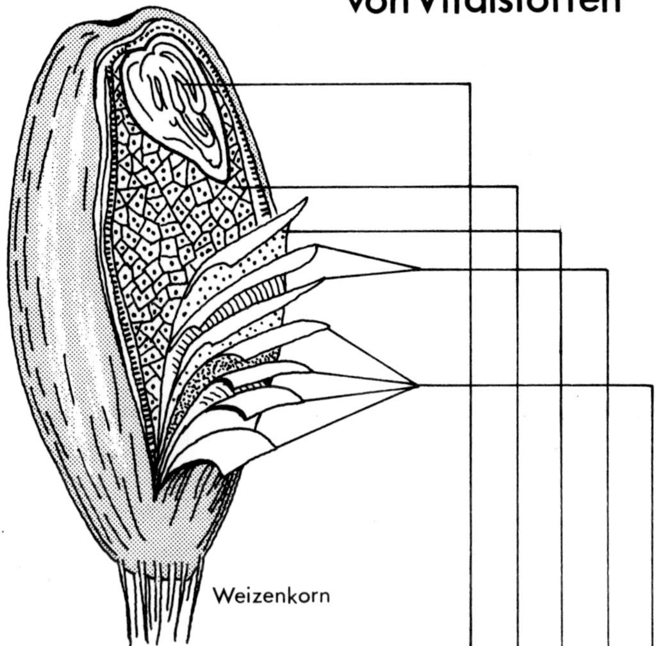

Getreidekeim
enthält hochwertiges Eiweiß, Keimöl, Mineralstoffe, Vitamine des B-Komplexes und Spurenelemente.

Mehlkern
Hieraus wird Auszugsmehl hergestellt. Enthält Kleber und Kohlenhydrate sowie verschwindend geringe Anteile an Vitaminen und anderen Vitalstoffen.

Aleuronschicht
Eiweiß- und Ölschicht mit Lezithin. Reich an Fermenten und Vitaminen.

Samenschale
Eiweiß- und sehr mineralstoffreich.

Fruchtschale
Ballast- und vitalstoffhaltige Randschichten.

Erdnüsse, Hülsenfrüchte usw. Unter den pflanzlichen Produkten ist die Kartoffel mit etwa 15 Prozent die wichtigste Quelle für Niacin.

Das Vitamin B_6 (Pyridoxin, Adermin) ist das rätselhafteste aller B-Vitamine. Ohne B_6 kann der Körper ungesättigte Fettsäuren und viele Aminosäuren nicht richtig verdauen. Nur mit Hilfe des Vitamin B_6 gibt es einen normalen Cholesterinspiegel. Bei einem erhöhten Fett- und Eiweißkonsum tritt auch ein erhöhter Bedarf dieses Vitamins auf. Es kann im Darm durch besondere Bakterien gebildet werden. Wie weit es resorbiert wird, ist nicht bekannt.

Der Bedarf an B_6 kann aus Getreideerzeugnissen, Kartoffeln, Gemüse, Milch, Fleisch, Bier usw. gedeckt werden. In Zucker, Stärke und Speisefett fehlt B_6 gänzlich. Es ist gegen Hitze und Licht empfindlich. So zerstört Sonneneinwirkung auf Milch in hellen Flaschen Vitamin B_6. Beim Braten, Kochen und Pökeln von Fleisch treten etwa 50%ige Verluste auf.

Folsäure ist auch ein Vitamin der B-Gruppe und zugleich eines der wichtigsten Enzyme. Es spielt im Stoffwechsel eine große Rolle; es hilft bei der Herstellung der roten Blutkörperchen; wird zur Bildung der DNS gebraucht; ist wichtig in Phasen schnellen Zellwachstums sowie für die Zellteilung.

Ein Mangel an Folsäure kann zu Blutarmut, Verdauungsstörungen und Veränderungen der Mundschleimhaut führen.

Folsäure wird beim gesunden Menschen im Darm gebildet. Das Vitamin findet sich in Hefe, Nüssen, Vollkornprodukten, Vollmilch, grünem Gemüse und Salat und besonders in Zitrusfrüchten. Roh verzehrte Produkte sind ergiebige Folsäurequellen.

Folsäure ist hitzeempfindlich und kann durch ultraviolettes Licht zerstört werden. Wegen ihrer Wasserlöslichkeit sollte man Gemüse mit wenig Wasser garen und das Kochwasser unbedingt verwenden.

Folsäure und Biotin (auch ein Vitamin der B-Gruppe) sind die Voraussetzung, daß Pantothensäure (ebenfalls ein Vitamin der

B-Gruppe) funktionsfähig wird. Dieses Vitamin ist unabdingbar für die ungestörte Tätigkeit der Nebennieren, die mit ihren Hormonen besonders in Streßlagen eine zentrale Rolle spielen.

Vitamin B_{12} (Kobalamin) wird als das komplizierteste aller Vitamine angesehen. Es ist das einzige Vitamin, das ein Metallatom trägt, es enthält Kobalt.

Damit B_{12} durch die Darmwand aufgenommen wird, muß der Magen eine bestimmte Substanz bereitstellen, die von den Zellen der Magenwand hergestellt wird. Fehlt dieses Ferment, kann B_{12} nicht in den Körper hinein, und es entsteht »Bösartige Blutarmut«.

Vitamin B_{12} wird in der Leber gespeichert. Der tägliche Bedarf ist zwischen 1 bis 3 Mikrogramm. (Ein Mikrogramm ist ein Millionstel Gramm)

B_{12} ist vor allem in Leber und Steakfleisch, in Eiern, Milch und Milchprodukten, in allen milchsauer vergorenen Produkten, besonders im Sauerkraut sowie in Hefe vorhanden. Nach neuesten Erforschungen soll der Tagesbedarf eines Menschen in 5 Gramm Petersilie enthalten sein. Auch in der Beinwellpflanze sollen russische Wissenschaftler B_{12} entdeckt haben. (nach A. Brecht)

Vitamin C (Ascorbinsäure)

Vitamin C ist beim Abbau des hohen Cholesterinspiegels beteiligt und fördert die Zellatmung und die Eisenverwertung in der Nahrung. Es wird gebraucht zur Entwicklung von Blutgefäßen, Knochen, Knorpel und Körpergeweben und ist wichtig für die Sehkraft.

Eine ganz besondere Eigenschaft von Vitamin C ist die, dem Körper Mineralien zu entziehen. Dies ist heute ein wichtiger Faktor zur Verhütung von Vergiftungen durch Blei und andere Mineralien. Aus diesem Grund ist es angezeigt, nach größeren Mahlzeiten Ascorbinsäure einzunehmen. (nach J.O. Pachtmann)

Da Vitamin C wasserlöslich ist, kann es nicht gespeichert werden. Die täglich gewünschte Zufuhr wäre bei etwa 45 bis 75 Milligramm. Fehlt Vitamin C, kommt es zu Erschöpfungszuständen und Zahnfleischschwund.

Vitamin C kommt in allen Pflanzen und vielen Früchten vor, vor allem in Zitrusfrüchten, Schwarzen Johannisbeeren, Hagebutten, Sanddorn, Paprikaschoten und Kartoffeln. Jede Pflanze, jedes Tier (außer Meerschweinchen) kann Vitamin C selbst erzeugen, aber nicht der Mensch. Wir müssen Vitamin C mit der Nahrung aufnehmen.

Vitamin D

Vitamin D ist für die Aufnahme von Kalzium aus dem Darm sowie den Einbau desselben als Kalziumphosphat und Kalziumkarbonat in den Knochen verantwortlich. Ohne Vitamin D können diese Mineralien nicht richtig aus dem Darm absorbiert werden.

Ein Verwandter des Cholesterins ist Dehydrocholesterin, ein Provitamin, das in den Zellen der Haut vorkommt. Wenn die Haut dem Sonnenlicht oder einer Ultraviolettlampe ausgesetzt wird, wandelt sich das Dehydrocholesterin in Vitamin D um. Im Hautfett läuft eine chemische Reaktion ab, die Vitamin D entstehen läßt. Das Vitamin wird in den Körper aufgenommen. Es ist noch nicht sicher, wieviel Vitamin D dabei entsteht.

Vitamin D ist fettlöslich und wird im Körper gespeichert. Man nennt es auch das »Sonnenvitamin«.

Vitamin D wird dem Körper entweder von vitaminhaltiger Kost – es ist in Butter, Eigelb und Milch – zugeführt oder durch vitaminerzeugende Sonnenstrahlen.

Bei Vitamin D-Mangel zeigen sich Rachitis, Knochenerweichung und Knochenschwund.

Ernährungswissenschaftler warnen vor einer Überdosis an Vitamin D durch Tabletten.

Vitamin E

Vitamin E wurde erstmalig aus Weizenkeimen isoliert und schließt eine Reihe von Stoffen ein, die man Tocopherole nennt. Es wird in der Leber gespeichert und hat neben der Beeinflussung der Zellatmung eine positive Wirkung auf die Keimdrüsen. Deshalb wird es auch als Fruchtbarkeitsvitamin bezeichnet.

Bei genügender Zufuhr von Vitamin E kann die Leber gefährliche Stoffe wie Konservierungsmittel aus Lebensmitteln, Rückstände von Spritzmitteln, auch Nitrite und Nitrate aus Kunstdünger und Industriegiften unschädlich machen und die Lungen und andere Organe vor schweren gesundheitlichen Schäden bewahren. (nach J.O. Pachtmann)

Die Versorgung mit Vitamin E macht bei gesunder Ernährung keine Schwierigkeit. Vitamin E ist in Weizenkeimen, Weizenkeimöl, pflanzlichen Ölen, Vollkorn, grünem Gemüse, Mais, Nüssen, frischem Obst, Kürbiskernen, Avokados usw. Bei tiefgefrorenem Obst und Gemüse allerdings geht das Vitamin E fast verloren. Mangel an Vitamin E kann zu Blutarmut führen.

Vitamin K

Man unterscheidet Vitamin K_1, K_2 und K_3. Es ist fettlöslich und beeinflußt die Herstellung von Blutgerinnungsproteinen im Körper. Vitamin K gilt als lebenswichtiger Nahrungsbestandteil und wird meistens genügend von Darmbakterien hergestellt. Der Tagesbedarf liegt bei 1 Milligramm.

Vitamin K findet sich in grünblättrigem Gemüse, Kohl, Lauch, Spinat, Kartoffeln, Pflanzenölen, Früchten.

Die bisherige Erforschung der Vitamine zeigt, daß alle Vitamine für das Wohlergehen des Organismus äußerst wichtig sind. Ihr Fehlen in der Nahrung hat meistens Mangelkrankheiten zur Folge. Ob der Körper genügend Vitamine aufnimmt, sie werden nur in ganz geringen Mengen vom Körper benötigt , hängt von der Art, vom Zustand, von der Behandlung und Lagerung der Lebensmittel ab.

Lebensmittel sind Teil der biologischen Vorgänge auf der Erde. Deshalb sollten sie noch möglichst natürlich, das heißt nahe am Urzustand, in dem die Natur sie geschaffen hat, genossen werden. Die Frage nach Vollwertnahrung, also Vollwertkost mit hohem Anteil an Frischkost ist nicht altmodisch, sondern hoch aktuell.

Vitamine werden meist erst voll wirksam, wenn gleichzeitig Mineralstoffe vorhanden sind, denen wir uns jetzt zuwenden wollen.

Mineralstoffe und Spurenelemente

Die Mineralstoffe sind in unserem Körper zur Steuerung chemischer Vorgänge und als Baumaterial in Geweben und Substanzen notwendig. Ohne ausreichende Mineralstoffzufuhr sind lebenswichtige Stoffwechselvorgänge im Organismus gar nicht möglich.

Nur etwa 20 Prozent unseres Mineralstoffvorrates bestehen in anorganischer Form, ansonsten herrscht die organisch gebundene Form vor.

Eine ganze Anzahl Metall-Ionen sind Bestandteil von Enzymen und entstammen den oberen Erdrindeschichten, aus denen sie mit den Pflanzen in den Bereich des Organischen hineingewoben wurden.

In lebenden Zellen bauen Mineralstoffe und Spurenelemente Knochen und Zähne auf und erhalten sie funktionsfähig; sie sind verantwortlich für die Druckverhältnisse des Blutes und anderer Körpersäfte; sie schaffen bestimmte Löslichkeitsbedingungen; sie wirken zusammen mit Vitaminen, Hormonen und Enzymsystemen bei vielen Stoffwechselvorgängen mit und haben Reglerwirkung auf den Säuren-Basen-Haushalt des Körpers.

Zu den Mineralstoffen, die in größeren Mengen im Körper vorkommen, zählen Kalzium (Kalk), Natrium, Kalium, Magnesium, Chlor, Schwefel und Phosphor.

Zu den Spurenelementen, die nur in winzigen Mengen auftreten, zählen Chrom, Kobalt, Kupfer, Fluor, Jod, Eisen, Mangan, Molybdän, Selen und Zink. Es gibt aber noch weitere Spurenelemente, die in bestimmten Organen regelmäßig vorkommen.

Von den Mineralstoffen ist Kalzium, allgemein als Kalk bezeichnet, für Knochen, Zähne und Enzymaktivierung wichtig. Natrium kommt in Verbindung mit Chlor als Kochsalz vor und wirkt mit Kalium zusammen bei der Regulierung des Körperflüssigkeits-Haushalts. Magnesium, ein Bestandteil des Chlorophyllmoleküls dient in vielen biologischen Vorgängen; Chlor ist als Bestandteil der Salzsäure im Magen; Schwefel befindet sich in jeder Zelle und ist nötig für die Aktivität der Eiweißstoffe. Phosphor dient zur Bildung von Knochen und Zähnen und hat Einfluß auf viele Stoffwechselvorgänge.

Von den Spurenelementen ist Chrom an der Umwandlung des Traubenzuckers beteiligt; Kobalt ist Bestandteil von Vitamin B_{12}; Kupfer fördert die Eisenaufnahme und ist Teil zahlreicher Enzyme. Fluor wird zum Aufbau der Zähne und Knochen benötigt; Mangan beeinflußt die Knochen; Molybdän ist in vielen Enzymen, die Eisen aktivieren; Selen schützt in Verbindung mit Vitamin E die roten Blutkörperchen. Zink wirkt vielgestaltig, es ist z.B. notwendig bei der Bildung des Hormons Insulin in der Bauchspeicheldrüse.

Die vielseitige Funktion der Mineralstoffe und der Spurenelemente können ganze Seiten füllen, doch wollen wir uns nur auf die allernotwendigsten Aussagen beschränken. Dabei ist es wichtig, die einzelnen Mineralstoffe nicht isoliert zu sehen, sondern ihre gegenseitige Abhängigkeit und Beeinflussung zu bedenken.

Nachfolgend sei an Magnesium und Zink beispielhaft auf die umfangreiche Wirkung und Bedeutung der Mineralstoffe und Spurenelemente etwas ausführlicher eingegangen.

Magnesium, das übrigens auch eine entscheidende Rolle im Waldsterben spielt, ist sehr wichtig im Körper, weil im Enzymstoffwechsel ohne Magnesium nichts läuft. Weder unsere Muskeln noch unser Nervensystem kann ohne Magnesium richtig funktionieren. Alle Zellen, vor allem die Gehirnzellen, brauchen Magnesium, und Vitamin B_{12} wird nur dann vom Körper aufgenommen, wenn Magnesium vorhanden ist.

Bei Magnesiummangel entweicht Kalium aus den Zellen. Zwischen Kalzium und Magnesium besteht ein Zusammenspiel im Körper, das im Verhältnis 2:1 vor sich gehen sollte. Bei Magnesiummangel – man schätzt, daß sehr viele Menschen davon betroffen sind – werden große Mengen an Kalzium aus dem Körper ausgeschieden. Zahnverfall, Knochenbrüche und Knochenschwund (Osteoporose) sind die Folgen. Es kann zur Bildung von Nierensteinen kommen und zu besonderer Nervosität und Gereiztheit. Gewisse Studien sehen einen Zusammenhang zwischen Magnesiummangel und Herzerkrankungen und Herzinfarkt. Das kann daher rühren, daß zwischen Eiweißaufnahme und Magnesium ein Gleichgewicht hergestellt werden muß.

Je mehr Eiweiß wir zu uns nehmen – heute ist der Eiweißverzehr in der Bundesrepublik etwa 35 Prozent zu hoch – desto mehr Magnesium brauchen wir. Mitverantwortlich für Magnesiummangel ist eine zu eiweißreiche Kost.

Magnesium, als Bestandteil des Chlorophyllmoleküls (Blattgrün, dem Blutfarbstoff Hämoglobin verwandt), findet sich besonders in frischem Obst und Gemüse, in Getreideerzeugnissen, Kartoffeln, Milch und Milchprodukten.

Milch, als besonderer Kalziumspender, reicht für den täglichen Kalziumbedarf mit 1/2 Liter aus. Auch Sportler sollten aus obigem Grund nicht mehr als 1 Liter täglich trinken.

Eine reiche Magnesiumquelle ist Vollreis. 100 Gramm Vollreis enthalten 250 Milligramm Magnesium. Auch in manchen Heilwässern ist Magnesium, besonders auch im Honig, der außer Magnesium noch Kalium, Kalzium, Eisen, Kupfer, Chlor, Mangan, Schwefel und Kieselsäure, auch die Vitamine B_1, B_2, B_6 und Vitamin C enthält.

Zink ist für uns auch von lebenswichtiger Bedeutung. Im Körper sind etwa 2 bis 4 Gramm Zink enthalten, ebensoviel wie Eisen. Unser täglicher Bedarf ist etwa 20 Milligramm Zink.

Man weiß heute, daß Zink anwesend sein muß bei der Bildung des Hormons Insulin in der Bauchspeicheldrüse. Dort findet man sogenannte B-Zellen, die reich an Zink sind. Zink ist zudem wichtig für den Geschmackssinn, für das Wachstum insgesamt, besonders für das Haarwachstum. Zink unterstützt den Heilprozeß von Wunden und Verbrennungen; es steigert die Widerstandskraft und ist damit ein bedeutender Faktor in der Abwehr von Infektionen und von Krebs. Zink fördert die Funktionen der Prostata und die Beweglichkeit der Spermien. Zink ist an zahlreichen Enzymreaktionen im Eiweiß-Stoffwechsel beteiligt.

Unser Gehirn weist in bestimmten Bereichen eine sehr unterschiedliche Anreicherung von Zink auf. Es bestehen Beziehungen zwischen Hypophyse, beziehungsweise Hypophysenvorderlappen und Zink (nach Dr. med. Kämmerer). Zinkmangel, der bei einer zu säurereichen Ernährung auftritt, führt zu nervösen Störungen, zu Neuralgien, Schlafstörungen und Wadenkrämpfen.

Nur die Pflanze ist Übermittler von Zink. Besonders zinkreich sind weiße Bohnen, Weizenkeime, Vollkorngetreide, Mais, Hülsenfrüchte, Chicoree, Zwiebel und einige Hefearten.

Wir sehen wie unabdingbar Mineralstoffe und Spurenelemente für eine vollständige Ernährung sind. Eine ausreichende Versorgung mit ihnen wird gewährleistet durch eine vernünftige, möglichst unbehandelte Vollwertkost.

Enzyme (Fermente)

Bei den Enzymen, die man auch Fermente nennt, handelt es sich wohl um die wichtigste Gruppe der Vitalstoffe. Ein Enzym setzt sich aus zwei Teilen zusammen, dem Apo-Enzym, das aus Eiweiß besteht und dem Co-Enzym mit Vitaminen oder Spurenelementen als Bestandteil. Beide Teile sind für sich allein unwirksam, erst als Gesamtenzym, auch Holoenzym genannt, sind sie voll wirksam.

Durch Untersuchungen stellte man fest, daß der menschliche Organismus nur leben kann, wenn alle Prozesse durch eine Zahl von etwa 5000 verschiedenen Enzymen in wohl abgestimmter Weise gelenkt werden.

Man unterscheidet Aufbauenzyme, die die fremden Bausteine der aufgenommenen Nahrungsstoffe zerlegen; dann die Aufbauelemente, die die zerlegten Bausteine in körpereigene Substanzen überführen und Atmungsenzyme, die für die Verbrennung (Oxidation der Stoffe), für die Zellatmung und für die

Erzeugung von Wärme und Energie sorgen. Jedes Enzym hat seine spezifische Aufgabe und Wirkung.

Enzyme schaffen also neues Leben und sind an sämtlichen biologischen Vorgängen beteiligt. Sie verhelfen den Vitaminen zur Wirksamkeit; sie entgiften den Organismus; sie sind wichtig für die normale Darmfunktion; sie spielen bei der Atmung und bei der Blutgerinnung eine große Rolle; sie helfen bei der Behandlung von entzündlichen Wunden und verhindern frühzeitiges Altern.

Alle Enzyme enthalten im Apo-Enzym hochkomplizierte Eiweiß-Stoffe und sind deshalb gegen Erhitzung empfindlich. Bei 43°C erlischt das menschliche Leben. Bei dieser Temperatur geht auch das Eiweiß von nativem (natürlichem) Zustand in den denaturierten Zustand über. Die pflanzlichen Enzyme verlieren bei etwa 56°C ihre Wirksamkeit.

Professor Kollath sagte: »Der Mensch ist das einzige Lebewesen, das seine Nahrung zerstört, bevor es sie ißt.«

Jede Mahlzeit sollte, damit die Vitalstoffe und besonders die Enzyme erhalten bleiben, mindestens aus einem Teil Frischkost bestehen.

Unser Körper ist auf die von der Nahrung übermittelten Enzyme, also auf die in den Vitalstoffen vorhandenen Steuerungshilfen angewiesen. Jede Pflanze ist ein Katalysator, über den die Wirkstoffe von Sonne, Luft, Wasser und Erde (Mineralien) dem Menschen vermittelt werden. Die von den Pflanzen stammenden Phytofermente, die in der jungen, treibenden Pflanze oder in einer Frucht sich entfaltet haben, sichern, als Frischkost genossen, unserem Körper die richtige Drüsenfunktion und eine gute Verdauung sowie die normale Regulierung der Stoffwechselvorgänge.

Je natürlicher und lebensnaher unsere Kost ist, desto besser ist die Versorgung unserer Körperzellen mit Nahrungsenzymen, die eine Grundvoraussetzung für unsere Gesundheit sind.

Ungesättigte Fettsäuren

Der Vitalstoff-Wert und die Bekömmlichkeit eines Fettes hängen von seinen ungesättigten Bindungen, von fettlöslichen Vitaminen und von Enzymen ab.

Die ungesättigten Bindungen einer Fettsäure bilden die Voraussetzung für eine einwandfreie Fett- und Eiweißverbrennung in der Zelle; sie bremsen damit die Ablagerung von Depotfetten (Fettsucht).

Eine gesättigte Fettsäure hat wenig Neigung, mit anderen Stoffen chemisch zu reagieren. Dies vermögen ungesättigte und hochungesättigte Fettsäuren; sie können mit anderen Stoffen neue Verbindungen eingehen. Solche Verbindungen sind notwendig im Stoffwechselgeschehen. Durch die Anlagerung von Eiweiß an eine Fettsäure wird diese wasserlöslich. Ist eine Fettsäure auf diese Weise wasserlöslich geworden, hat sie die Möglichkeit, in die feinen Blutkapillaren einzudringen.

Fett ist Bestandteil jeder Zellmembran. Fette haben eine wichtige Aufgabe im Stoffwechsel der Zellen. Sie wirken mit bei der Sauerstoffübertragung (Oxidation), steigern die Sauerstoffauswertung der inneren Atmung und wirken außerdem aktivierend auf die Fermentvorgänge ein.

So spielen hochungesättigte Fettsäuren für die Funktion der Atmung eine entscheidende Rolle. Ohne diese Fettsäuren kann das Atmungsenzym nicht funktionieren, und der Mensch würde selbst in sauerstoffreicher Luft ersticken.

Hochungesättigte Fettsäuren senken den Cholesteringehalt in Blut und Leber und den überhöhten Blutfettwert. Weniger als die Hälfte des Cholesterins wird mit der Nahrung aufgenommen, das übrige bildet der Körper selbst.

Die wichtigsten hochungesättigten Fettsäuren sind die doppelt ungesättigte Linolsäure und die dreifach ungesättigte Linolensäure. Die Linolsäure hat in ihrer Fettkette zwei ungesättigte Doppelbindungen dicht nebeneinander liegen. Bei ihr addieren sich die Kräfte, und es entsteht eine elektrische Ladung, nach Dr. Johanna Budwig eine »Elektronenwolke«, die im Organismus abgegeben wird und eine Neuaufladung der lebenden Substanz bewirkt.

Der menschliche Körper kann die Linol- und Linolensäure nicht selber herstellen, sie muß aus der Nahrung aufgenommen werden. Tierische Fette enthalten maximal 7 Prozent Linol- und Linolensäure. Pflanzliche Fette wie Leinöl, Sonnenblumenöl, Distelöl, Walnußöl, Sojaöl und Weizenkeimöl enthalten davon bis zu 70 Prozent. Je höher der Anteil an ungesättigten Fettsäuren in einem Lebensmittel ist, um so flüssiger ist die Konsistenz und um so niedriger ist der Schmelzpunkt.

Der Fettbedarf eines Menschen liegt pro Tag bei 60 bis 70 Gramm, davon sollten aber mindestens 10 bis 20 Gramm ungesättigte Fettsäuren sein. Das heißt, mindestens ein Drittel unserer täglich aufgenommenen Fettmenge sollte aus Pflanzenölen bestehen. Kinder brauchen natürlich mehr Fett und auch mehr Eiweiß, aber es sollte frisches, lebendiges Fett sein, dazu gehört auch frische Butter.

Befinden sich in der zugeführten Nahrung gesättigte und ungesättigte Fettsäuren, liegen die besten Bedingungen für einen normalen Stoffwechsel vor. Auf alle Fälle aber sollten Fette maßvoll gebraucht werden, dabei sind auch die sogenannten versteckten Fette in Wurst, Käse, Nüssen, Schokolade usw. mit einzubeziehen.

Fette in Lebensmitteln tierischer Herkunft enthalten, wie wir gesehen haben, hohe Anteile an gesättigten Fettsäuren und mehr Cholesterin als Lebensmittel pflanzlicher Herkunft. Dies bedeutet für uns Einschränkung im Verzehr tierischer Fette (außer Butter) und Bevorzugung von schonend behandelten Ölen.

Wenn die Industrie seit der Jahrhundertwende die Fette durch chemische Härtung haltbar macht, damit sie besser streichbar, besser lager- und handelsfähig sind, vernichtet sie dabei die Ungesättigtheit. Sie sind dann kaum oder gar nicht mehr zu biochemischen Reaktionen fähig. Die elektrische Ladung (Elektronenwolke) wurde zerstört und die Anlagerungsfähigkeit an Eiweiß und damit die Wasserlöslichkeit genommen. Diese Fette haben auch nicht mehr die Fähigkeit, in die Blutgefäße einzudringen und können das Blut verdicken.

Die hochwertigen, lebendigen, ungesättigten und hochungesättigten Fette sind empfindlich gegen Luft und Hitze. Sie sollten erst nach dem Kochprozeß beigegeben werden. Das Öl, das wir verwenden, sollte unter allen Umständen kalt geschlagen, beziehungsweise kalt gepreßt sein. Es darf auch nicht chemisch behandelt sein.

Bei gebratener oder gebackener Speise sollte Rohkost mit kaltgeschlagenem Öl mitgenossen werden. Das kaltgeschlagene Öl mit den hochungesättigten Fettsäuren gleicht eine etwaige Fehlwirkung eines erhitzten Fettes wieder aus.

Reines kaltgepreßtes Pflanzenöl sollte nach dem Öffnen der Flasche bald verbraucht werden, da es schnell ranzig werden kann.

Abschließend eine Regel für den Fettverzehr: Fett so wenig wie möglich und so gut wie möglich und so frisch wie möglich.

Aromastoffe (Duft-, Würz- und Farbstoffe)

Aromastoffe gehören wie die ungesättigten Fette zu den Vitalstoffen, denn sie sind auch Lebensförderer. Professor Kollath zählt sie zu den »Probiotika«.

Durch Würz- und Duftstoffe der Lebensmittel, besonders der Gemüse und des Obstes und der großen Skala der Gewürzkräuter wird der Wohlgeschmack merklich gesteigert. Aromastoffe sind deshalb für den Genußwert von großer Bedeutung. Sie fördern den Appetit und die Bildung der Verdauungssäfte.

Auch die Farbe der Speisen spielt eine Rolle. Das Rot des Paprikas und das Grün der Petersilie wirken zum Beispiel über unseren Farbsinn und wecken die Eßlust.

Die wichtigsten Wirkstoffe und Aromastoffe sind ätherische Öle, Bitterstoffe, Gerbstoffe, Glykoside, Harze, Mineral- und Farbstoffe. Gerade in den ätherischen Ölen haben wir die höchste Verfeinerung der Stoffe mit außergewöhnlicher Heilenergie.

Eine volle Entfaltung der Vitalkraft ist nur in frischen Pflanzen und in den von ihnen gewonnenen Extrakten möglich. Synthetische Produkte, die heute ohne Schwierigkeiten hergestellt werden können, haben diese Eigenschaft nicht in vollem Maße.

Deshalb sollten Gewürzkräuter, die man den Speisen zusetzt, vorwiegend frisch verwendet werden. Sie sind dann auch am aromatischsten. Man wasche sie nur kurz, da viele Wirkstoffe wasserlöslich sind. Wenn man sie auf einem Holzbrett zerkleinert, sollte man das Holzbrett vorher ins Wasser geben, damit es sich vollsaugen kann und nicht die Pflanzensäfte aufsaugt.

Durch den Kochprozeß werden die Aroma- und Duftstoffe in der Regel vernichtet. Die meisten Kräuter darf man nur mitziehen lassen oder kurz vor dem Auftragen zufügen. Ausnahmen machen Beifuß, Bohnenkraut, Liebstöckel und Koriander, die erst mitgekocht dem Gemüse oder Fleisch den gewünschten Geschmack geben.

Gewürze und Aromastoffe sollen anregen, veredeln und verfeinern, aber nie den Eigengeschmack der Speisen verändern.

Faserstoffe (Ballaststoffe)

Viele Gemüse, Früchte und Getreideprodukte haben ein »Gerüst« oder einen »Mantel«, der aus Pflanzenfasern besteht, allgemein als Zellulose bezeichnet.

Bei den Faserstoffen unterscheidet man Zellulose, Hemizellulose, Lignin, Pektin, Pflanzenschleim, Pflanzengummis, Algen, Polysaccharide, Wachse usw. Sie sind begleitende Inhalte vieler pflanzlicher Nahrungsmittel, die von den menschlichen Verdauungssäften nicht abgebaut werden. Deshalb hielt man sie für überflüssig und betrachtete sie als »Ballast«. Jedoch zählen sie zu den Vitalstoffen, denn sie üben durch ihre bloße Gegenwart verschiedene Wirkungen auf den Körper und speziell auf die Verdauung aus.

Darmbakterien können Ballaststoffe zum Teil abbauen. Die so freigesetzte Energie steht dem Körper teilweise zur Verfügung. Ballaststoffhaltige Nahrungsmittel erfordern mehr Anstrengung beim Kauen, mehr Zeit bis zum völligen Einspeicheln. Sie verursachen eine stärkere Magen- und Darmfüllung, so daß ein schnelleres Sättigungsgefühl erreicht wird. Durch das große Quellvermögen vieler Ballaststoffe, die eine Volumenzunahme des Speisebreis zur Folge hat, werden vermehrt Dehnungsreize

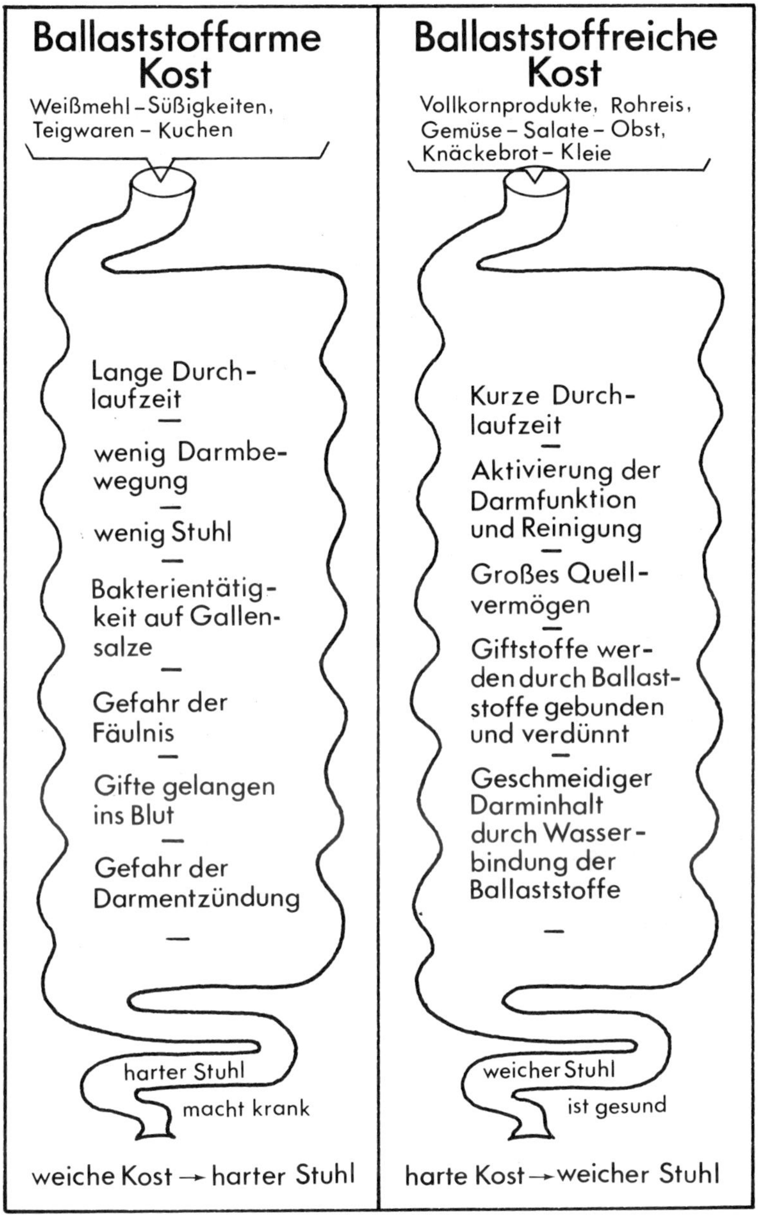
Ballaststoffarme Kost
Weißmehl – Süßigkeiten, Teigwaren – Kuchen
Lange Durchlaufzeit
–
wenig Darmbewegung
–
wenig Stuhl
–
Bakterientätigkeit auf Gallensalze
–
Gefahr der Fäulnis
–
Gifte gelangen ins Blut
–
Gefahr der Darmentzündung
–
harter Stuhl
macht krank
weiche Kost → harter Stuhl
Ballaststoffreiche Kost
Vollkornprodukte, Rohreis, Gemüse – Salate – Obst, Knäckebrot – Kleie
Kurze Durchlaufzeit
–
Aktivierung der Darmfunktion und Reinigung
–
Großes Quellvermögen
–
Giftstoffe werden durch Ballaststoffe gebunden und verdünnt
–
Geschmeidiger Darminhalt durch Wasserbindung der Ballaststoffe
–
weicher Stuhl
ist gesund
harte Kost → weicher Stuhl

auf die Darmwand ausgeübt und eine Aktivierung verschiedener Darmfunktionen erreicht.

Die Zelluloseschichten üben beim Gleiten durch den Darm auf die Darmwand eine milde scheuernde und fegende Wirkung aus. So werden die Wände sauber gehalten, und es können sich keine Reste und Verkrustungen anlagern.

Ohne Ballaststoffe kommt es häufig zu Verstopfungen. Die Blinddarmöffnung wird blockiert, zudem entsteht ein Druck, der die Darmschleimhäute schädigt. Ein still liegender Darminhalt kann in Fäulnis übergehen. Die Fäulnis ist um so größer, je mehr Eiweiß aufgenommen wurde und je länger der Ausscheidungsverzug andauert.

Das im Darm angestaute Stoffwechselgift kann ins Blut gelangen und damit in den Kreislauf. Dadurch wiederum wird die Leber als Entgiftungsorgan übermäßig beansprucht und mit der Zeit geschädigt. Andererseits besteht auch die Gefahr einer Darmlähmung.

Die Darmlähmung ist zum verbreitetsten Übel unserer Tage geworden und stört die Funktionsabläufe im Körper. Wer bei Verstopfung Abführmittel nimmt, riskiert, daß Kalium aus dem Körper mit ausgeschieden wird. Das Kaliumdefizit führt zu einer Störung im Mineralstoffhaushalt, zu einer Störung des Ionengleichgewichts und damit zu einer Störung der Enzymarbeit des Körpers.

Chronische Verstopfung läßt sich niemals mit Abführmitteln heilen, sondern durch ballaststoffreiche Nahrung und hinreichende Flüssigkeitsaufnahme. (Siehe Kapitel 5, Die Flüssigkeitsfrage)

Die normale Durchgangszeit der Nahrung durch den Darm wird durch Ballaststoffe deutlich verkürzt, ohne Ballaststoffe aber sehr verlängert. Dauert der Durchgang sehr lange, dann können Bakterien auf die Gallensalze im Verdauungstrakt einwirken und sie in Desoxycholsäure verwandeln, das möglicherweise eine krebserregende Substanz ist.

Die konzentrierte Arbeit der Darm-Bakterien, geringer Stuhl

und eine lange Durchgangszeit stehen nach dem britischen Chirurgen Dr. Denis Burkitt im Zusammenhang mit einem erhöhten Darmkrebsrisiko und mit noch vielen weitverbreiteten Krankheiten.

Bei ballaststoffreicher, d.h. zellulosereicher Ernährung sind schädliche Bakterien weniger häufig. Die von ihnen erzeugten krebserregenden Stoffe verbreiten sich in dem großen Stuhl und haben wegen der kürzeren Durchgangszeit wenig Gelegenheit, auf die Darmschleimhaut einzuwirken.

In einem englischen Internat erhielten Lehrer und Schüler täglich zwei Teelöffel Kleie und zwei Scheiben Vollkornbrot. Nach kurzer Zeit war die Durchgangszeit der Nahrung um ein Drittel kürzer und das Gewicht des Stuhles lag ein Viertel höher. Derart haben 2 bis 3 Gramm Zellulose täglich die Tätigkeit des Dickdarms mobilisiert.

Einen hohen Fasergehalt hat Spargelkohl, Weißkohl, Rote Beete, Möhren, Beeren, Tomaten und Getreide. Vollkornbrot ist ein guter Faserstofflieferant sowie auch Kleie, die äußerste Schicht der Getreidekörner, die bei der Verarbeitung meist entfernt wird. Auch Hafermehl, brauner Reis, Buchweizengrütze, Frühstücksflocken und -Körner, Gemüse, Obst sind reich an Zellulose. Arm an Zellulose sind weißer Reis, weißes Brot und Kuchenmehle, Teigwaren und Süßigkeiten.

Mit Hilfe einer ballaststoffreichen Ernährung können die Schadstoffkonzentration in der Nahrung verdünnt, Giftstoffe gebunden und somit die Leber entlastet werden. Auch ist dadurch eine langsamere Aufnahme von Zucker möglich, wodurch der momentane notwendige Insulinbedarf verringert und die Bauchspeicheldrüse nicht überfordert wird.

Der bekannte amerikanische Arzt Dr. Davis Reuben ist zu der Überzeugung gekommen, daß zellulosearme, beziehungsweise ballaststoffarme Kost für die immer häufiger werdenden Zivilisationskrankheiten mitverantwortlich gemacht werden muß.

So ist eine faserstoffreiche Vollwertkost ein wesentlicher Faktor für die Erhaltung unserer Gesundheit.

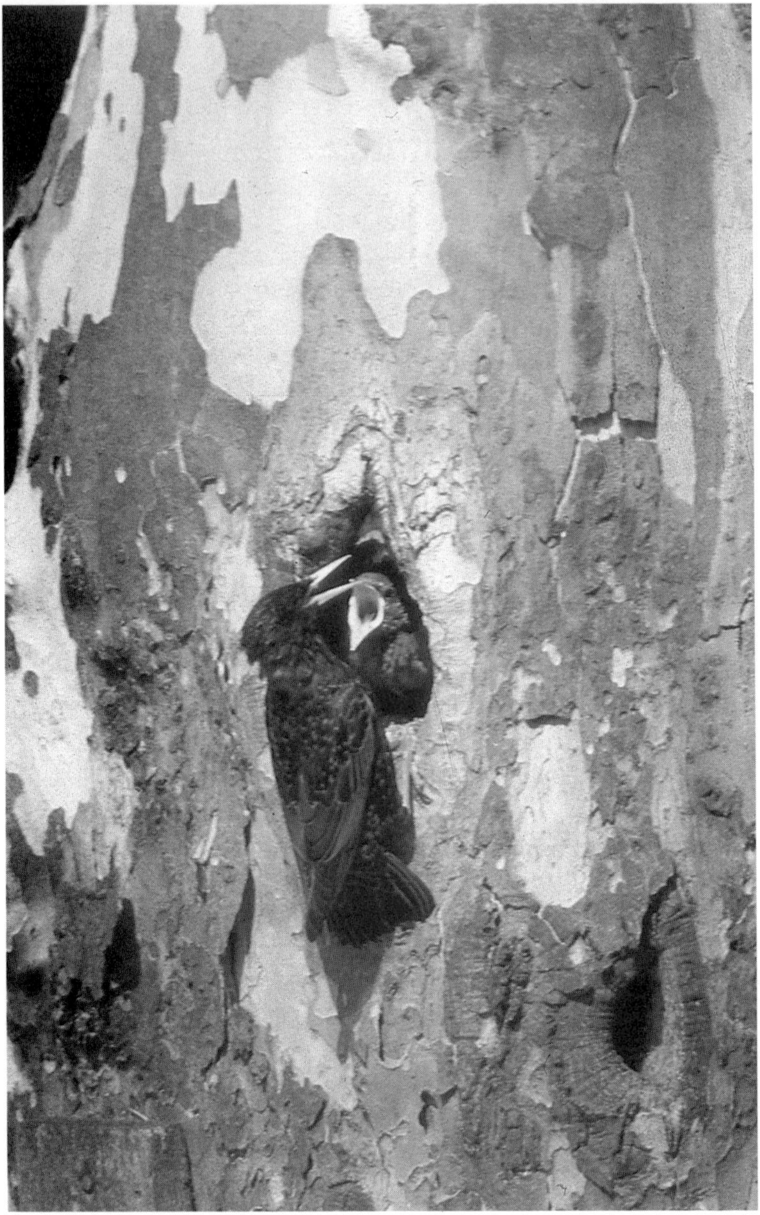

7. Roh oder gekocht – Das Problem der Frische

Das Kochen unserer Nahrung finden wir ganz natürlich, obwohl ein solcher Prozeß in der freien Natur nicht vorkommt. Ein Blick in die Tierwelt zeigt uns, daß dort nichts gekocht wird, sondern alles roh verzehrt wird. Kein Tier zerstört vor der Nahrungsaufnahme sein Futter durch Kochen.

Das Kochen hat negative Auswirkungen. Wie wir gesehen haben, verlieren viele von den in unseren Nahrungsmitteln enthaltenen Inhaltsstoffen in der Hitze spezifische Eigenschaften oder werden beim Zersprengen der Zellgewebe ausgeschwemmt. Wertvolle Vitalstoffe, Enzyme und Hormone gehen durch den Erhitzungsprozeß verloren. Eiweißstoffe gehen, wenn die Temperatur 43°C übersteigt, vom nativen in den denaturierten Zustand über. Diese Eiweiße faulen dann leicht in den Därmen und geben Anlaß zu ernsten Störungen. Milch verliert ihre Gesundheits- und Nährkraft, wenn sie erhitzt oder gekocht wird. Gekochtes und gebratenes Fleisch enthält nur noch einen Bruchteil vom Nährwert des roh genossenen, das Eisen im Fleisch wird für den Körper unverwertbar. Durch Kochen erleiden auch Stärke und Fruchtzucker, am meisten aber die Fette und Öle, Schaden.

Dr. Francis Pottengers jun. hat in einem Zeitraum von 5 Jahren mit 109 Katzen einen Versuch durchgeführt. Die Katzen, die mit rohen Eiweißstoffen gefüttert wurden, waren nie krank und erreichten ein hohes Alter. Katzen aber, die gekochte Eiweißnahrung bekamen, erkrankten an Krankheiten, die uns alle geläufig sind: Zahnausfall, Haarausfall, Knochenschwund, Atropie, Arthritis, Gastritis und Leberzirrhose.

Zu den von Dr. Pottengers in seinen Versuchen verwendeten gekochten Eiweißen gehörte u.a. pasteurisierte Milch, Käse, Eiscreme, Dosen- und Trockenmilch, gekochte Eier, gekochtes und gebratenes Fleisch.

Dr. Pottengers Versuche wurden von ihm selbst wiederholt und von anderen Wissenschaftlern bestätigt (nach Dr. Bieler).

Dies zeigt beispielhaft und eindeutig die Nachteile einer zu sehr erhitzten Nahrung. Da die Lebensmittel durch den Kochprozeß wertvolle Vitalstoffe verlieren, sind viele Menschen trotz vollem Magen doch unterernährt. In diesem Fall ist nicht nur die Unterernährung, sondern auch die Verdauung ein Problem.

Die Verdauung ist nichts anderes als ein großer Gärungsprozeß, bei dem die aufgenommene Nahrung in ihre Bausteine zerlegt und in flüssiger Form durch das Blut in jede Zelle getragen wird. Deshalb sollte unsere Nahrung leicht gärfähig sein. Lebensmittel in rohem, natürlichem Zustand gehen automatisch schnell in Gärung über. Wird die Nahrung dagegen gekocht, gebraten oder mit chemischen Mitteln gefärbt, konserviert und behandelt, wird der natürliche Gärungsprozeß hinausgezögert oder verhindert. Dadurch wird das Verdauungssystem belastet.

Gekocht oder roh spielt auch hinsichtlich der Verschlackung des Körpers und des Übergewichts eine Rolle. Beim Kochprozeß sinkt das Volumen der Nahrung erheblich zusammen und man hat festgestellt, daß von gekochter Nahrung drei- bis viermal soviel gegessen wird wie von Frischkost. Hierin liegt die Gefahr übergewichtig zu werden und den Körper zu verschlakken. Von Frischkost kann man sich niemals überessen oder dick werden.

Deshalb sollte mindestens ein Drittel der Mahlzeit roh genossen werden. Wichtig ist auch die rohen Salate an den Anfang zu setzen, da die gekochte Mahlzeit langsamer verdaut wird.

Frischkost

Unter Frischkost verstehen wir alle Salate, Gemüse und Obstsorten in unerhitzter Form. Wenn das unzerkochte Blattgrün als Salat in unserer täglichen Nahrung verwendet wird, haben wir nicht nur einen hohen Basenwert in unserer Ernährung, sondern auch ein ideales Mittel zur Verhütung von Infektionskrankheiten. Jedes grüne Blatt ist durch das Chlorophyll ein starker Sauerstoffträger und gleichzeitig Träger des Co-Fermentes der Atmung. Chlorophyll wäre ein überlegener Ersatz für das Penicillin (nach A. Dorschner).

Die für unsere Gesundheit verantwortlichen Bakterien, die sogenannten Aerobier, brauchen dringend Sauerstoff, während ihre Gegenspieler, die krankmachenden Bakterien, die Anaerobier, im Sauerstoff umkommen. Unsere Gesundheit ist also mit davon abhängig, daß den gesundheitserhaltenden Bakterien genügend Sauerstoff zur Verfügung gestellt wird. Dies ist nur dann gesichert, wenn das Eisen im grünen Blatt die Bindung dieses Sauerstoffs im Blut ermöglicht.

Von der Menge des in den Geweben gebundenen Sauerstoffs hängt es ab, daß die anaeroben, parasitär lebenden Bakterien vernichtet werden. Diese Bakterien leben vom Phosphor, dem Gegenspieler des Chlorophylls. Sie würden sich ins Unermeßliche vermehren, wenn jenen der grüne Gürtel mit dem darin gebundenen Sauerstoff nicht Halt gebieten würde. Deshalb sollten Tumorkranke keine Phosphorstoffe (Eier) bekommen (nach A. Dorschner). Solange Normalzellen genügend mit gebundenem Sauerstoff versorgt werden, entarten sie nicht zur wuchernden Krebszelle.

Rohkost ist, wie man heute weiß, Heilkost und sollte an den Anfang einer Mahlzeit gesetzt werden. Sie schafft eine gesunde Darmflora, die mit ihrem Sauerstoffreichtum allen unnatürlichen Zersetzungsprozessen entgegenwirkt.

Bei gekochter Nahrung muß die Milz ein ganzes Heer von Leukozythen (weiße Blutkörperchen), die die Gesundheitspolizei des Körpers darstellen, an der Darmschleimhaut aufbauen, um diese gegen eine Invasion von allen möglichen schädlichen Bakterien zu schützen. Wenn dies sehr oft notwendig wird, kann sich der Leukozythenvorrat im Körper erschöpfen. Benötigt der

Körper in dringenden Krankheitsfällen Leukozythen, sind sie dann nicht mehr in genügenden Mengen verfügbar.

Die Frischkost bietet dem Körper Phytohormone (Pflanzenhormone), Phytofermente (Pflanzenenzyme), Mineralstoffe, Spurenelemente, viele Vitamine, Ballaststoffe, Aromastoffe, hochwertige Eiweißverbindungen, Chlorophyll, ätherische Öle und reines, aktives Wasser, mit dem der Körper seine biochemischen Reaktionen bestreiten kann. Im Frühjahr sind Wildkräuter, Löwenzahn, Brennessel, Spitzwegerich, Breitwegerich, Schafgarbe, Sauerampfer, Brunnenkresse usw. die besten Chlorophyll-Lieferanten, um nach der vitaminarmen Zeit des Winters dem Körper gesundes Blut und gesunde Lymphe, also neues Leben zu übertragen. (Mit Brennessel-Frisch-Press-Saft wurden bei Stoffwechselstörungen beachtliche Erfolge erzielt.)

Auch fast alle Gemüsesorten eignen sich zur Rohkost, sie müssen nur einwandfrei und möglichst aus ökologisch ausgerichtetem Landbau sein. Man kann die Frischkost aus einer Gemüseart oder aus mehreren Obst- und Gemüsearten bereiten. Rohkost paßt zu jeder Mahlzeit, sei es als Vorspeise, als Hauptgericht und eignet sich an heißen Sommertagen zur Zwischenmahlzeit oder als »schlankes«, aber vollwertiges Abendbrot.

Zum Anmachen und Abschmecken sollten hochwertige, kaltgepreßte Öle, dazu Obstessig bzw. Apfelessig, Weinessig oder Zitronensaft, Joghurt, Sahne und besonders frische Kräuter verwendet werden. Sie verleihen der Rohkost einen delikaten Geschmack.

Im nächsten Kapitel werden wir uns noch mit den Kräutern und der Frage des Würzens beschäftigen.

Gewürze

Richtiges Würzen ist eine Kunst für sich. Über den Gebrauch der Gewürze kann kein allgemein gültiges Rezept aufgestellt werden, denn er ist eine Sache der Gewohnheit und des Gefühls.

Die Pflanzengewürze können entweder als echte Gewürze

getrocknet oder als frische Gewürzkräuter den Speisen zugesetzt werden. Aber das Würzen ist nicht nur ein Hinzufügen von Gewürzen, sondern vielmehr das Erhalten und Heben der Geschmackstoffe der Lebensmittel.

Die Gewürzkräuter enthalten lebenswichtige Stoffe; sie unterstützen und regen die Magen-, Darm- und Körperfunktionen an. An erster Stelle stehen die frischen Garten- und Wildkräuter wie Petersilie, Schnittlauch, Majoran, Dill, Liebstöckel, Basilikum, Estragon, Pimpinelle, Thymian, Bohnenkraut, Zitronenmelisse usw.

Paprika wird wegen seines Vitamin-C Gehalts geschätzt. Scharfe Gewürze wie Pfeffer und Muskatnuß sind möglichst zu meiden. Pfeffer reizt die Nieren und Nerven. Ingwer hat eine stark reizende Eigenschaft, fördert aber die Hormonwirkung.

Zimt ist magenstärkend und wirkt hemmend auf die Blutzirkulation. Senf ist auch ein Magenmittel, verdauungsfördernd und nervenanregend. Kümmel erfreut sich vielseitiger Verwendung als Gewürz für alle Kartoffelspeisen, Gemüse und Salate. Er verbessert die Verdauung und hilft, schädliche Gase aus dem Körper auszuführen.

Die Hauptwürzmittel, die immer mitverwendet werden sollten, sind Zwiebel und Knoblauch.

Die Zwiebel gilt als sehr gesund. Sie ist eines der enzymreichsten Wurzelgemüse. Sie besitzt ein scharfes ätherisches Öl, das die Verdauungsdrüsen kräftig stimuliert. Auf dem Weg über das Blut regt sie die Bildung eines wichtigen Hormons an, das über den Zwölffingerdarm der Bauchspeicheldrüse das Signal zur Produktion eines enzymreichen Saftes gibt.

Regelmäßiger Zwiebelgenuß kann helfen, einen krankhaft erhöhten Zuckergehalt im Blut zu senken. Die Zwiebel enthält selbst viele pflanzliche Hormone, Vitamine, Spurenelemente, hochwirksame und antibiotische Substanzen und ist daher geeignet zur inneren Desinfektion des Körpers. Außerdem wirkt sie entwässernd und blutbildend. Gegen unangenehmen Zwiebelgeruch hilft das gute Kauen von Petersilienblättern.

Auch der Knoblauch, der zu den Laucharten zählt und eine uralte Heilpflanze ist, hat viele Lebensstoffe aufzuweisen. Er ähnelt der Zwiebel und dem Schnittlauch. Knoblauch enthält schwefelhaltiges, ätherisches Öl sowie die Vitamine A, B und C und antibiotische Stoffe. Er regelt die Verdauung, senkt den Blutdruck und wirkt der Arterienverkalkung entgegen. Knoblauch wirkt auch auf die Hirnanhangdrüse, die Hypophyse, was eine Aktivierung des Fett- und Kohlenhydrat-Stoffwechsels zur Folge hat.

In der Küche wird Knoblauch vor allem bei Salaten gebraucht, ja, viele Speisen bekommen erst Geschmack und Würze durch die Beigabe von Knoblauch. Er sollte aber nie in heißem Fett gebraten werden, und es ist eine gewisse Vorsicht geboten bei übermäßigem Genuß, da dadurch schon wiederholt Darmblutungen aufgetreten sind (nach Dr. Karl Ludwig Schock).

Wenn Knoblauch mit einer kleinen Presse zerquetscht oder ganz fein geschnitten und mit ein paar Tropfen Sahne oder Öl vermischt wird, ist der Geruch gedämpft.

Eine gute Würze sind Hefeextrakt und Hefeflocken, da der Vitamin B-Komplex noch darin enthalten ist. Dagegen ist zum Würzen so wenig wie möglich Salz zu verwenden.

Die Salzfrage

Durch die Normalkost, die, wie wir wissen, zum großen Teil durch Erhitzen denaturiert und vieler Enzyme und Mineralstoffe beraubt und deshalb geschmacklos wurde, ist das Salz zu einem Problem geworden: es kam die Gewohnheit des Nachsalzens. Kochsalz soll die natürliche Würze ersetzen, meist wird aber viel zu viel gesalzen.

Indianer und andere Naturvölker wußten nichts von Kochsalz. Das Kochsalz ist chemisch ausgedrückt Natriumchlorid. Es ist für den Körper unerläßlich unter anderem zur Erzeugung von Salzsäure im Magen und zur Regulierung der Nierentätigkeit bzw. der Harnbildung und als ständige Alkalireserve.

Dazu kommt eine hohe Wasserbindungsfähigkeit. Das biologische Gleichgewicht mit den Körpersäften liegt bei 0,9 Prozent. Nur in dieser Verdünnung ist Salz im Körper normal. In höheren Konzentrationen wäre es schädlich.

Ein zuwenig an Kochsalz kann Stoffwechselschäden hervorrufen (bis zur Harnvergiftung). Ein zuviel an Kochsalz bindet so viel Wasser, daß Gewebe und Adern anschwellen können. Die heute im Durchschnitt täglich pro Person zu sich genommene Kochsalzmenge von 12 bis 15 Gramm bindet etwa 1,5 Liter Wasser. Dieses Wasser hätte eine wichtige Aufgabe im Körper zu erfüllen.

Das Salz entzieht also dem Körper Wasser und wirkt dadurch verstopfend. Durch Salzeinschränkung wird im Organismus wieder Wasser frei. Wenn man an den Wärmehaushalt, an die Atembefeuchtung, Harnbereitung und Stuhlentleerung denkt, versteht man, daß die drastische Drosselung von Kochsalzverbrauch hilfreich werden kann für die Heilung einer Stoffwechselträgheit (nach W.E. Löckle).

Der Tagesbedarf an Salz wird mit 7 bis 8 Gramm angenommen, nur so viel können die Nieren ausscheiden. Das Salz, das der Mensch benötigt, ist in Frischkost in organischer Form zur Genüge vorhanden. Da Brot etwa 2 Prozent Kochsalz enthält, nimmt man auch mit dem Brot eine gewisse Kochsalzmenge auf. Wenn etwas nachgesalzen werden muß, sollte nur Meersalz oder Kräutersalz (kochsalzfreies Würzsalz), auch in kleinen Mengen »R« Salz verwendet werden.

Das Salzproblem selbst kann durch Genuß von Frischkost vollständig gelöst werden.

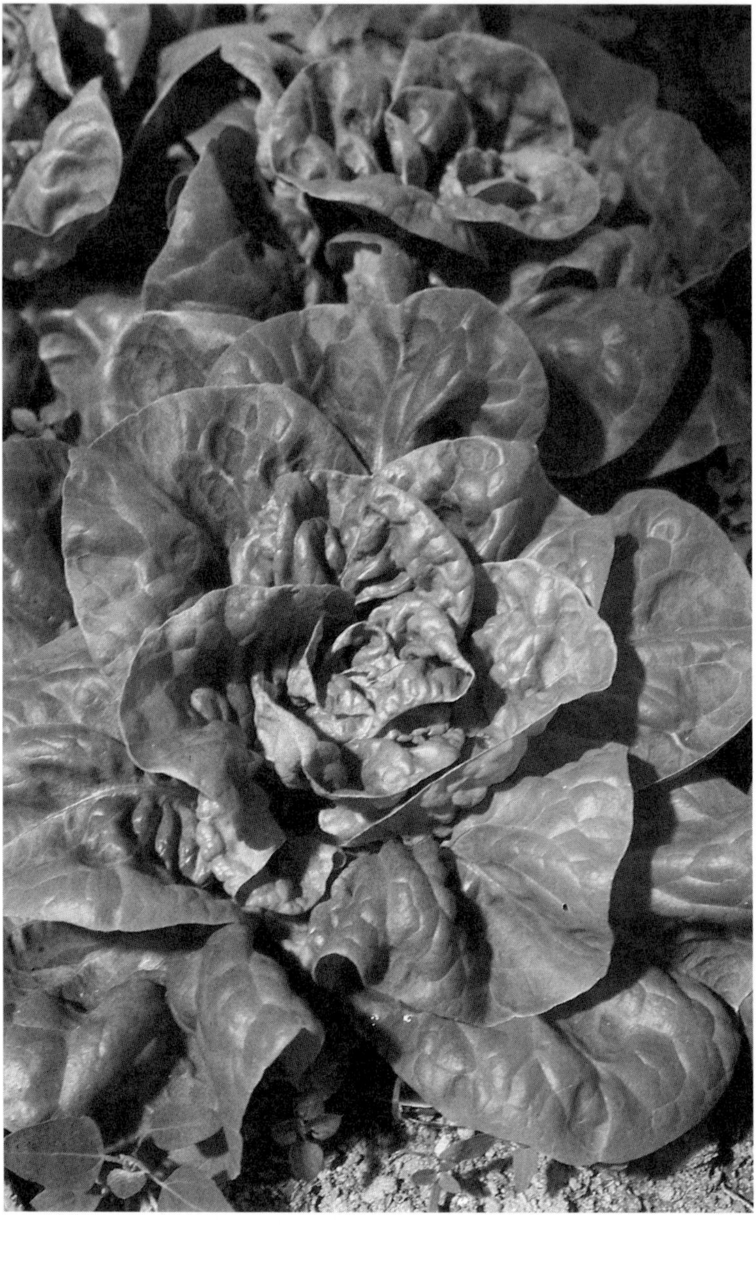

8. Die wichtigsten Lebens- und Nahrungsmittel

Richtige Ernährung heißt ausgewogene Ernährung, nur so können wir sicher sein, daß wir alle Nährstoffe erhalten, die wir täglich brauchen. Nun ist aber ein ganz wichtiger Faktor, der schon bereits erwähnt wurde, daß viele Nahrungsstoffe durch industrielle Bearbeitung, durch chemische Behandlung und Zubereitung oder durch Erhitzung einen Teil ihrer Wirkstoffe verlieren und dann nicht mehr den »vollen« Wert besitzen, obwohl sie äußerlich vielleicht noch Nährmittel der gleichen Gruppe sind. Wir müssen deshalb in jeder Gruppe unterscheiden zwischen »Lebens«-Mittel, die tatsächlich noch vollwertig sind, und zwischen »Nahrungs«-Mittel, die nur noch als Teilwertnahrung zu betrachten sind.

Was sind Lebensmittel?

Nach der neuen Ernährungslehre sind »Lebensmittel« nur die Erzeugnisse, in denen noch Leben enthalten ist oder die noch Reaktionen des Lebendigen zeigen. Das sind solche, die noch Vitalstoffe, also einen hohen Gehalt an Enzymen, Vitaminen, Mineral- und Ballaststoffen in natürlicher Zusammensetzung aufweisen. Unter diesen »Lebensmitteln« unterscheidet Professor Kollath drei verschiedene Ordnungen. Zuerst die natürlichen, dann die mechanisch veränderten und schließlich die fermentativ veränderten Lebensmittel.

Natürliche Lebensmittel sind Nüsse (z.B. Wal-, Hasel-, Kokosnüsse, Mandeln), Ölfrüchte (z.B. Sonnenblumenkerne, Oliven, Leinsaat), Getreide (z.B. Weizen, Hafer, Reis, Mais, Buchweizen, Hirse), Gemüsefrüchte (z.B. Tomaten, Gurken,

Melonen), Gemüse (z.B. Wurzel-, Knollen- und Blattgemüse), Salate (z.B. Feldsalat, Kopfsalat), Obst (z.B. Beeren-, Kern- und Steinobst, Südfrüchte, Trauben), Würzkräuter (z.B. Petersilie, Schnittlauch), Honig (z.B. Blüten- und Waldhonig, unerhitzt), Rohmilch (z.B. Kuh-, Schaf-, Ziegenmilch), rohe Eier, Quell- und Mineralwasser.

Mechanisch veränderte Lebensmittel sind geriebene Nüsse, natürliche kaltgepreßte Öle, gemahlenes Getreide (Vollkornmehl), geschnittene Salate, geschältes Obst, Obstsäfte, Tiefkühlkost, geschnittene Kräuter, Butter, Sahne, Buttermilch, Magermilch, Molke, Leitungswasser ohne chemische Zusätze.

Fermentativ veränderte Lebensmittel sind die, die einer Eigengärung unterlegen sind, also unerhitzte Breie aus Vollkornschrot (Frischkornbrei), Gärsäfte, Gärgemüse (Sauerkraut, milchsaure Gurken, saure Bohnen), Dickmilch, Yoghurt, Kefir, Quark, Käse aus Rohmilch, Fleisch und Fisch (unerhitzt, luftgetrocknet, geräuchert), Gärgetränke (Wein, Bier), Kaltauszüge aus Teekräutern, Hefe.

Was sind Nahrungsmittel?

Nahrungsmittel sind nicht mehr vollwertig, sondern nur teilwertig, weil Teile ihres Wertes durch erhitzende, konservierende oder präparierende Behandlung verloren gingen. Dabei ist bemerkenswert, daß bei Eiweiß, Fett und Kohlenhydraten am Kaloriengehalt nichts verändert wurde, aber der Vitalstoffgehalt weniger wurde oder ganz verloren ging.

Wir haben schon in den verschiedenen Betrachtungen gesehen, wie schnell nahrungseigene Enzyme und Mineralstoffe durch Erhitzen zerstört werden. Jedes vollwertige Lebensmittel kann ganz schnell ein teilwertiges Nahrungsmittel werden, wenn durch unbiologische Behandlung vom vollwertigen Ganzen Teile zerstört werden oder verlorengehen.

Professor Kollath unterscheidet auch bei den teilwertigen Nahrungsmitteln drei verschiedene Ordnungen, nämlich die erhitzten, dann die konservierten und schlußendlich die präparierten Nahrungsmittel.

Wertung der Ernährung

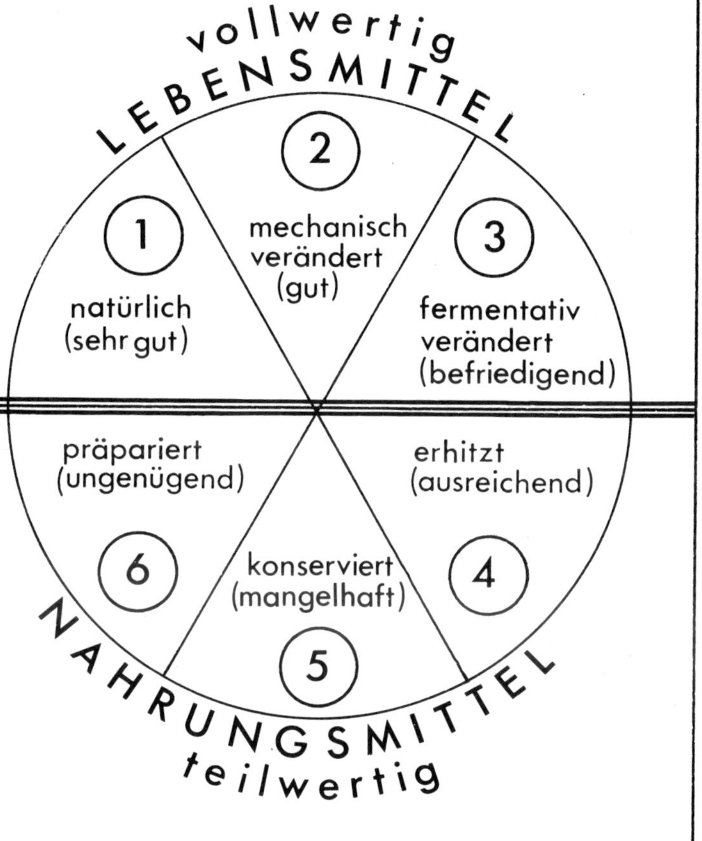

(nach Prof. Dr. Kollath)

Erhitzte Nahrungsmittel sind z.B. Vollkornbrot, Gebäck aus Vollkornmehl, Gerichte aus Vollkorn, Vollkornnudeln, Vollreis, Hirse, Buchweizen, Mais; Vollkorngetreideflocken, Haferflokken; gekochte Hülsenfrüchte und Kastanien; gekochte Kartoffel, Pilze, Artischoken, Gemüsegerichte; gekochtes Obst, Kompott (ohne Zucker); pasteurisierte Milch, gekochte Milch, erhitzte Butter, erhitzte Sahne, Käse aus pasteurisierter Milch; Fleisch, Fisch, Eier gekocht oder gebraten; gekochter Tee; Gemüsebrühe.

Konservierte Nahrungsmittel sind z.B. Dauerbackwaren, Knäckebrot, Zwieback, Vollkornbrot in Dosen, Obstkonserven, eingemachtes Obst, Marmelade mit Zucker, Trockenobst erhitzt oder geschwefelt, Gemüsekonserven, Salate durch Chemikalien haltbar gemacht, H-Milch, H-Sahne, Fleisch- und Fischkonserven, erhitztes Fleisch und Fisch, gechlortes Leitungswasser, Kunstwein, Likör.

Präparierte Nahrungsmittel sind z.B. Kunstfette, chemisch gewonnene Öle, Stärkemehl, Auszugsmehl, Weißbrot, Schwarzbrot, Nudeln, Grieß, Reis, Fabrikzucker, Schokolade, Konfekt, Süßigkeiten, Kuchen, künstliche Aromastoffe, Trockenmilch, Kondensmilch, Fleischextrakt, Eiweißpräparate, künstliches Mineralwasser, Branntwein.

Empfehlungen für die Vollwerternährung:

Für die Zubereitung der Vollwerternährung gilt die Forderung nach Naturbelassenheit. Je geringer der Verarbeitungsgrad, desto höher ist die Wertigkeit der Lebensmittel.

Für die Alltagsernährung entwickelte Professor Kollath gewisse Richtwerte. So sollten mindestens 10 Prozent unveränderte, 20 Prozent mechanisch veränderte und 30 Prozent fermentativ veränderte Lebensmittel zu sich genommen werden, dann können die restlichen 40 Prozent aus erhitzten Nahrungsmitteln bestehen. Konservierte oder präparierte Nahrungsmittel sollten möglichst ganz gemieden werden.

Während gegen die mechanische Bearbeitung der Lebensmittel im Haushalt keine Bedenken bestehen, gilt für alle Brat-, Koch- und Backverfahren die grundsätzliche Empfehlung: Nur erhitzen, was erhitzt werden muß; kurz und hoch erhitzen ist weniger schädlich als lang und niedrig. Warmhalten ist schädlicher als aufwärmen.

Es würde den Rahmen dieses Buches sprengen, wollten wir alle Lebens- und Nahrungsmittel im einzelnen behandeln. Es soll jetzt nur einiges Grundsätzliches erwähnt werden.

Obst – Gemüse – Kartoffeln

Obst wird nicht nur wegen seines Wohlgeschmacks, sondern auch wegen seiner vielen Vitamine, Mineralstoffe, Fruchtsäuren, Pektine, Gerbstoffe und reich resorbierbaren Kohlenhydrate als Bestandteil einer vernunftgemäßen Nahrung geschätzt. Im Obst zeigt sich die ganze Vielfalt der Natur. Am bekömmlichsten ist Obst, wenn es reif ist und gut gekaut wird. Am wirkungsvollsten ist wohl der Verzehr auf den nüchternen Magen.

Da Obst zum Teil, vor allem Trauben und Äpfel, sehr stark mit chemischen Pflanzenschutzmitteln behandelt und gespritzt wird, sollte es vor dem Verzehr unbedingt kurz, aber gründlich gewaschen werden. Viele Spritzmittelrückstände sind im kalten Wasser nicht löslich, deshalb sollte man alle Früchte, die mit der Schale genossen werden, mit lauwarmem Wasser waschen. Das Obst sollte aber nicht unnötig lange im Wasser liegen, da sonst die wasserlöslichen Nähr- und Mineralstoffe herausgelöst und mit dem Wasser weggegossen werden.

Beim Schälen von Obst gehen teilweise Nähr- und Ballaststoffe, die in der Schale enthalten sind, verloren. Geschältes oder zerkleinertes Obst ist möglichst bald zu essen; der Vitamingehalt nimmt sonst weiter ab. (Bei Äpfeln ist in der Schale 6 mal mehr Vitamin C als in der Frucht.)

Wenn beim Essen von Obst ein bitterer oder artfremder Geschmack auftritt, ist äußerste Vorsicht geboten: er kann von giftigen Rückständen der Pflanzenschutzmittel oder von Fäulnis kommen.

Auf rohes Obst sollte man, wie bekannt, kein Wasser trinken. Die Schalen von behandelten Zitrusfrüchten sind »nicht zum Verzehr geeignet«. Bittere Mandeln enthalten Blausäure, man darf sie deshalb nicht roh essen.

Obstsäfte und gekochtes Obst, ebenso auch Zucker und Süßigkeiten können in Verbindung mit Frischkornbrei oder Vollkornprodukten zu Blähungen und anderen Unverträglichkeiten führen. Deshalb sollte auf jeden Fall mit Frischkornbrei nur frisches Obst genossen werden.

Gemüse enthält in der Regel kein Fett, mäßig Eiweißstoffe und Kohlenhydrate, aber viele Mineralstoffe wie Kalium, Kalzium, Magnesium, Chlor und Spurenelemente wie Eisen, Kupfer, Mangan, Zink, Fluor und Jod. Von den Vitaminen kommt Vitamin A in seiner Vorstufe als Carotin in nahezu allen Gemüsearten vor. In vielen Gemüsen findet sich Vitamin E und K, sowie die Vitamine der B Gruppe.

Gemüse sollte täglich genossen werden, mindestens jeden zweiten Tag sollte ein carotinreiches Gemüse darunter sein (Löwenzahnblätter, Lauch, Kohl, Mangold, Spinat, Möhren).

Gemüse als Rohkost wurde ja bereits besprochen und ist ein wesentlicher Teil einer vitalstoffreichen und vollwertigen Ernährung. Rohes Gemüse ist ergiebiger als gekochtes. Man braucht zur Rohkost nur etwa die halbe Menge. Je Person rechnet man etwa 100 bis 150 Gramm geputztes Gemüse. Frischkost sollte erst kurz vor dem Essen fertig gemacht und möglichst gleich in die Salatsauce geschnitten werden, um die Oberflächen mit dem Öl zu verschließen, damit nicht durch den Sauerstoff der Luft eine Entwertung eintritt.

Fast alles Gemüse eignet sich zum Rohverzehr, auch alle sogenannten Wurzelgemüse wie Sellerie, Möhren, Rettiche, Rote Beete usw. Sie werden geraffelt und mit einer pikanten Salatsauce (siehe Rezeptteil) gereicht.

Sollte der Körper noch nicht an Rohkost gewöhnt sein und ihm

Vitamin- und Mineralstoffverluste

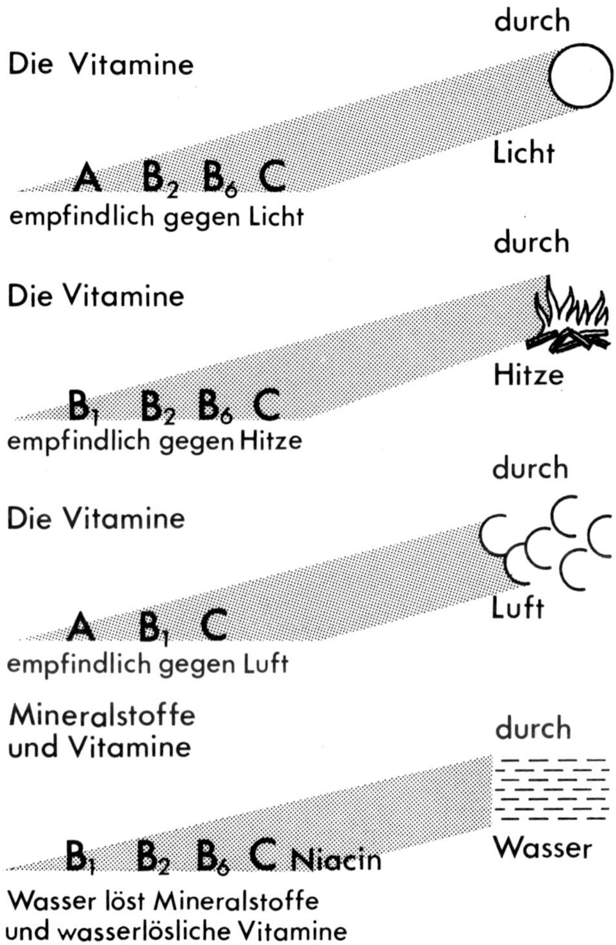

(nach Bässler/Lang)

die Verarbeitung der Ballaststoffe Mühe machen, muß man ihn in kleinen Rationen an den Rohgenuß gewöhnen.

Kaufen Sie Gemüse und Obst, wenn möglich, nur aus biologischem Anbau. Dann kann es auch mit der Schale gegessen werden, denn gerade direkt unter der Schale sitzen die meisten Vitamine und Spurenelemente, und nur diese werden mit den Giften fertig, die noch in der Nahrung enthalten sind. Nur ein Körper, der mit Vitalstoffen versorgt ist, kann mit Fremdstoffen fertig werden.

Gemüse und Obst sollte man nicht zusammen in einem Fach lagern, da negative Beeinflussungen auftreten können (Geschmacksveränderungen und Fäulnis). Bei der Aufbewahrung von Gemüse empfiehlt es sich, durchlöcherte Kunststoffbeutel zu verwenden oder es locker in feuchtes Papier zu hüllen.

Durch Sonnenlicht, Hitze und Luft gehen bei der üblichen Zubereitung in der Küche allein 20 bis 50 Prozent der Vitamine verloren.

Gemüse soll gründlich gewaschen werden, falls möglich, ist Schälen oder Schaben dem Wässern vorzuziehen (z.B. bei Möhren). Es sollte, wenn es notwendig ist, immer nur leicht in Wasser gedämpft und nie gekocht oder gebraten werden. Zum Dünsten ist nur wenig Wasser erforderlich, da Gemüse selbst wasserreich ist.

Kartoffeln sind infolge des Stärke-, Mineralstoff- und Vitaminreichtums ihrer Knollen eines unserer wichtigsten Grundnahrungsmittel. Sie besitzen einen sehr hohen Kaliumgehalt mit stark wasserausscheidender Wirkung; aber auch Kalzium und Magnesium in beachtlichen Mengen, fast alle Vitamine der B-Gruppe und besonders viel Vitamin C. Im Gegensatz zu allen anderen Nahrungsmitteln kann das Vitamin C bei kurzfristiger Erhitzung in der Kartoffel noch zunehmen, da es von einem besonderen Schutzstoff begleitet ist.

Die Kartoffel besitzt ein ungewöhnlich hochwertiges Eiweiß, und schon kleine tägliche Mengen davon (25–37 Gramm) genügen, um den Eiweißbedarf des Menschen zu decken.

Die Mineralstoffe der Kartoffel gehören zu den Basenbildnern und wirken der zunehmenden Übersäuerung unserer Nahrung entgegen. Die Kartoffel ist besonders wertvoll als Back- und Pellkartoffel. Auf alle Fälle sollte die Kartoffel schonend zubereitet werden. Wenn man Kartoffeln roh schält, in Stücke schneidet und in Salzwasser kocht, gehen lebenswichtige Stoffe ins Kochwasser über. Dies sollte dann wenigstens zum Essen getrunken oder als Suppe verwendet werden. Beim Kochen von Salzkartoffeln ergibt sich ein Vitamin C- und Eisenverlust, deshalb sind Pellkartoffeln zu bevorzugen.

Ißt man die Kartoffeln mit der Schale (wie beim Getreide liegen unter der Schale die meisten Mineralien), sollte man chemisch unbehandelte Kartoffeln nehmen und sie vor dem Kochen gut waschen.

Kartoffeln gehören nicht gleichzeitig mit Getreideprodukten auf den Tisch. Man sollte sie im täglichen Wechsel essen; vielerlei Arten von Kohlenhydraten zusammen gegessen erzeugen ein nicht befriedigendes Verdauungs-Klima. Also: nicht Reis mit Teigwaren, nicht Kartoffel mit Teigwaren, nicht Getreide mit Zucker, nicht Gemüse mit Zucker, nicht Salat mit Zucker. Roher Kartoffelsalat hat heilsame Wirkungen besonders bei Arthritis und bei Magengeschwüren. Trinkt man morgens nüchtern den Saft einer mittleren Kartoffel, was ungefähr ein Drittel Glas ausmacht, sind in 3 bis 6 Wochen die Magengeschwüre in der Regel verschwunden (nach Dr. Vogel). Um den Geschmack des Saftes zu verbessern, kann etwas frischer Karottensaft beigefügt werden.

Gefährlich können bei der Kartoffel die weißen und besonders die grünen Keime wirken. Man darf es daher nicht versäumen, sie sorgfältig auszustechen.

Getreide – Brot – Zucker

Getreide sind auch Grundnahrungsmittel, die wie die Kartoffel sehr viel Stärke enthalten. Stärke ist das wichtigste Nahrungskohlenhydrat und gehört zu den Vielfachzuckern, den soge-

Inhaltsstoffe der Kartoffel in der Frischsubstanz

Durchschnittswerte

KOHLENHYDRATE

Stärke	14,0%
Zucker	0,5%
Dextrine, Pentosane, Pektine u.a.	2,8%
Rohfaser	0,7%

EIWEISS
AMINOSÄUREN
FETTE

Eiweiß u. Eiweißbausteine	2,0%
Organ. Säuren	
Fette	0,3%

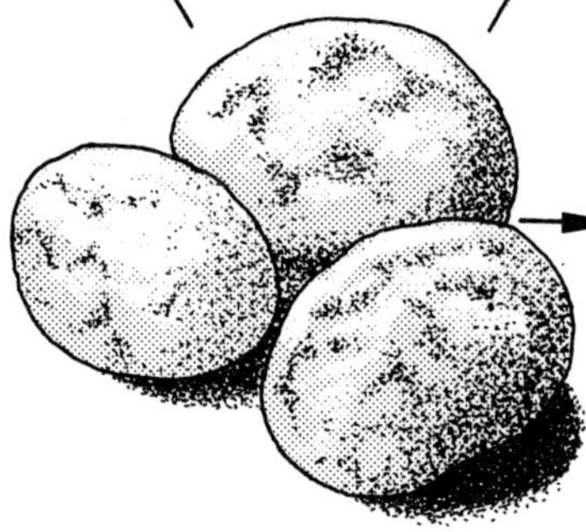

Wasser 75%
Farbstoffe

VITAMINE
FERMENTE
WUCHSSTOFFE

Vitamin C
(daneben B_1, B_2, B_6, H, K, A)
Fermente
Wuchsstoffe
Solanin

MINERALSTOFFE

Kalium, Kalzium, Magnesium, Natrium, Spurenelemente: 1,1%

(nach Dr. R. Müller)

nannten Polysacchariden. Getreide sind Kompaktspeicher an Lebensenergie und enthalten alles, was zur Entfaltung von neuem Leben erforderlich ist. Eiweiß, Fett und Kohlenhydrate sind in einer einzigartigen Komposition zusammengefügt und auf den menschlichen Organismus abgestimmt. Die Rückkehr zum Getreidekorn, so wie es die Natur uns anbietet, bringt in unseren Körper die verlorengegangene Ordnung zurück.

Man kann jedes Getreide zu Gemüse essen. Eine ausgeglichene Ernährung durch Getreide und Gemüse hat einen sehr hohen Nährwert, doch ist es wichtig, daß Getreide in seiner Ganzheit, einschließlich Keim und Randschale verzehrt wird.

Sehr beliebt zum Frühstück sind die sogenannten Müsli. Sie bestehen aus Getreideflocken, Nüssen, Trockenfrüchten, Dickmilch, Joghurt, dazu wird frisches Obst gegessen. Man sollte das Müsli aus frischem Korn selbst herstellen.

Bis auf Grünkern sollten alle Getreidesorten eingeweicht werden, damit sie aufgeschlossen werden. Bei über Nacht in Wasser eingeweichtem Biokorn, ganz oder gemahlen, ist zu beachten, daß nach drei Stunden sich schädliche Mikroorganismen schnell vermehren. Jedoch kann es im Kühlschrank bei 5°C bedenkenlos bis 18 Stunden lang eingeweicht werden, ohne daß Bakterien über die Stränge schlagen.

Beim Kochen des Getreides empfiehlt sich, es nachquellen zu lassen. Dies kann in einer Kochkiste geschehen oder in dem auf Stufe 1 geschalteten Backofen. Dadurch wird das Getreide nicht lange gekocht und bleibt körnig.

Die bekannteste Getreideart ist der Weizen. Neben dem Weizen gibt es noch sechs weitere Getreidearten, die als Nahrungsgrundlage dienen.

Weizen ist das für Frischkornbrei am meisten verwendete Getreide. Das Weizenkorn enthält über 12 Prozent Eiweiß und ist reich an quellfähigen Ballaststoffen. Zum Weizen gehört auch der Grünkern, der als der »deutsche Reis« bezeichnet wird. Er ist ein in grünem Zustand geernteter Spelzweizen, auch Dinkel genannt.

Gerste ist reich an schleimenden Quellstoffen und hat sich bei Darmerkrankungen bewährt. Gerste hat ein dem Weizen ähnliches Nährstoffgefüge.

Hafer ist fettreicher als alle anderen Getreidearten. Wer für Müsli unerhitztes Haferkorn verwenden will, sollte sich spelzfreien Hafer (Sprießkornhafer) besorgen. Hafer hat als Haferschleim die Fähigkeit, störende Stoffe oder Bakterien, oft Ursache von Darminfektionen, aus dem Körper hinauszuschaffen. Hirse hat doppelt so viel Fett wie Weizen und ist das basischste Getreide. Sie ist leicht verdaulich und enthält Kieselsäure, die wichtig ist für Haut, Haare und Knochen.

Mais enthält kein vollständiges Eiweiß, er wird erst in Kombination mit anderen Lebensmitteln zur vollwertigen Speise. Das Maiskeimöl ist reich an essentiellen Fettsäuren.

Reis, den etwa ein Drittel der Menschheit vorzugsweise verzehrt, ist nur wertvoll mit dem ihn umschließenden Silberhäutchen, das die Vitamine enthält. Deshalb empfiehlt es sich, nur ungeschälten Reis zu verwenden.

Roggen enthält mehr Kohlenhydrate als Weizen und Gerste. Seine Hauptbedeutung hat der Roggen als Brotgetreide. Das von ihm bereitete Brot ist von bräunlicher Farbe, das sich saftig erfrischend und beim Betasten der Zunge feucht anfühlt, was als Vorzug dieses Brotes empfunden wird. Oft wird eine Mischung aus Roggen- und Weizenmehl verwendet.

Buchweizen gehört nicht wie die anderen Getreidearten zu den Gräsern, sondern ist ein Knöterichgewächs. Im biologischen Wert seines Eiweißes übertrifft Buchweizen alle Getreidearten. Er ist reich an Phosphor und an Lysin, eine der 12 essentiellen Aminosäuren, das in anderen Getreidearten nur in unzureichenden Mengen vorkommt. Wenn man das ganze Korn verwenden will, muß man ihn vorher abbrühen und das sich rot färbende Wasser weggießen.

Brot

Früher wurde Brot ausschließlich mit Vollkorn-Mehl, also mit

Mehl aus dem ganzen Getreidekorn, gebacken. Vollkornmehl hat die negative Eigenschaft, nach einigen Wochen ranzig zu werden. Wenn nämlich der ölhaltige Getreidekeim mitgemahlen wird, gehen die ungesättigten Fettsäuren eine rasche Verbindung mit dem Sauerstoff der Luft ein, und durch Eigenfermente beginnt nach Stunden schon die Zersetzung. Das im Korn enthaltene Vitamin E, das das Ranzigwerden verhindert, erschöpft sich nach etwa 2 bis 3 Monaten.

Um das Ranzigwerden und den damit verbundenen Wertverlust zu verhindern, wurden der ölhaltige Keim und die Randschichten, die man als unnötigen Ballast ansah, vom reinen Mehlkörper getrennt. Dieses so gewonnene Mehl ist dann eine echte »Mehlkonserve«, die zwar haltbar geworden, aber tot ist und das damit gebackene Brot ebenfalls.

Brot durchläuft beim Abbau im Körper unter anderem die Zuckerstufe; dabei wird Vitamin B_1 benötigt, das nun aber fehlt. Weißmehl ist ein isoliertes Kohlenhydrat, das von den Vitalstoffen befreit und, wie der weiße Zucker im Körper, zu einem Vitamin-Räuber wird, weil es zum Abbau unbedingt Vitamine benötigt.

Brot aus Weizenauszugsmehl ist weiß, Brot aus Roggenauszugsmehl ist dunkel, und Brot aus Auszugsmischmehlen ist grau.

Zwischen weißem, grauem beziehungsweise schwarzem Brot besteht kein Unterschied. Alle Brote aus Auszugsmehlen können als Konserven angesehen werden.

Deshalb sollte »unser täglich Brot« unbedingt Vollkornbrot sein. Nur Vollkornprodukte garantieren die Versorgung mit dem Vitamin B-Komplex.

Aber selbst bei der Verwendung des vollen Korns ist noch zu bedenken, daß bei der Herstellung von Vollkornbrot infolge der Erhitzung beim Backprozeß auch Vitalstoffe verlorengehen. Deshalb ist der Verzehr einer gewissen Menge unerhitzten, frisch gemahlenen Vollkorngetreides sehr wertvoll. Professor Kollath empfahl deshalb den Frischkornbrei. Die Herstellung

Unterschied zwischen Weißmehl und Vollkornmehl

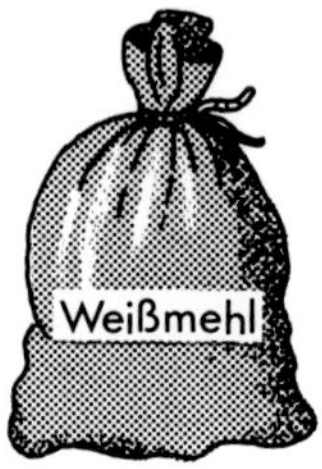

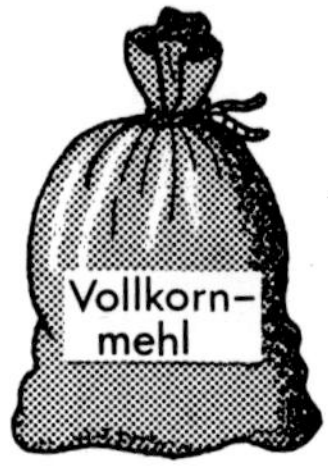

Vitamine und Mineralstoffe	mg je kg	mg je kg
Provitamin A	–	3,3
Vitamin B_1	0,7	5,1
Nikotinsäureamid	7,7	57,0
Pantothensäure	23	50,0
Vitamin E	–	24
Kalium	1150	4730
Calcium	60	120
Eisen	7	44

von Frischkornbrei wird im Rezeptteil dieses Buches beschrieben.

Zur Herstellung von frischen Vollkorngerichten, von Vollkornbrot und Brötchen ist eine eigene Haushaltmühle sehr von Nutzen. Wichtig ist, daß jeweils vor der Verwendung frisch gemahlen wird. Jede mechanisch zerkleinerte Nahrung, also auch gemahlenes Getreide, sollte nur so kurz wie möglich der Einwirkung des Luftsauerstoffs ausgesetzt werden, da sonst die Oxidationsfermente sich auswirken und Vitalstoffe verloren gehen.

Mit der Haushaltmühle kann man nicht nur für den Frischkornbrei eine grobe Schrotung, sondern auch für Vollkornmehl eine feine Schrotung vornehmen. Den Römern waren ihre Getreidemühlen ebenso wichtig wie ihre Waffen, denn sie konnten sich durch ihre Getreideernährung unabhängig von äußeren Umständen wochen- und monatelang ernähren.

Zucker

Bereits im 5. Kapitel haben wir bei der Frage des Basen- Säuren-Gleichgewichts von den isolierten Kohlenhydraten erfahren, daß sie Basen-Räuber sind.

Wie das Weißmehl zwecks Haltbarkeit von allen Vitalstoffen befreit und mit Chlordioxid gebleicht ist, so wird auch der weiße Zucker durch chemische Bearbeitungsmethoden, also durch Bleich-, Filtrier-, Raffinier- und Erhitzungsvorgänge unter Beimengung von Kalk und schwefligen Säuren zu einem total isolierten, also aus seinem natürlichen Verbund herausgelösten Kohlenhydrat. Raffinierter oder gereinigter Zucker – ob weiß, braun oder roh – enthält so gut wie keine Vitamine, keine Mineralstoffe und keine Ballaststoffe. Das gleiche gilt für Fabrik-Frucht- und Traubenzucker.

Der Kohlenhydratstoffwechsel benötigt, wie wir wissen, spezifische Fermente, besonders Vitamine des B-Komplexes und Mineralstoffe (wahrscheinlich auch Chrom). Bei natürlichen Kohlenhydraten werden diese Stoffe von der Natur gleich mitgeliefert.

Bei isolierten Kohlenhydraten fehlen sie gänzlich, und so können Menschen, die viel Zucker, Zuckerwaren und Kuchen essen, durch Mangel an Vitaminen und Spurenelementen krank werden. Wenn man Zucker ißt, steigt der Blutzuckerspiegel schnell an, bald aber sinkt der Blutzuckerspiegel wieder rapide und man wird müde und hat Verlangen nach mehr Zucker. Auf diese Weise kann man zuckersüchtig werden.

Die Gefährlichkeit des Fabrikzuckers liegt nicht nur darin, daß er selbst frei ist von allen Vitalstoffen, sondern daß er zusätzlich im Körper als Vitamin- und Kalk-Räuber auftritt und zur Übersäuerung führt.

Außerdem haben viele Ärzte, unter anderem Professor Yudkins und Dr. Bruker, festgestellt, daß ein enger Zusammenhang zwischen hohem Zuckergenuß und Herzinfarkt besteht. Die isolierten Kohlenhydrate führen zu einer krankhaften Blutbeschaffenheit und sind Hauptursache der arteriosklerosen Gefäßschäden. Viele ernährungsbedingte Krankheiten sind auf den durch Fabrikzucker und Auszugsmehlgenuß gestörten Stoffwechsel zurückzuführen.

Schwarze Melasse ist Endprodukt der Zuckerraffinierung und enthält noch Kalzium, Magnesium, Eisen und Kalium, kann aber beim Verzehr als Zuckerersatz zu Verdauungsstörungen führen.

Zusätzliche Süßmittel sind Gewohnheit und Geschmacksache, notwendig sind sie nicht.

Eine vernunftgemäße Ernährung soll Zucker als Fruchtzucker mit den ganzen Früchten enthalten. Zucker wird überdies im Körper durch die Einwirkung der Verdauungssäfte auch aus Stärke gebildet.

Zucker kann durch Honig ersetzt werden. Unerhitzter Blütenhonig (für 1 Kilo Honig müssen mindestens 2 Millionen Blüten besucht werden) und Waldhonig enthält nach Dr. Jarvis alles, was vom Standpunkt der Ernährung aus wichtig ist, nämlich Vitamine, Mineralien und Enzyme. Honig braucht nicht mehr verdaut zu werden, bevor er im Körper verwertet wird. Auch

Mikroorganismen können ihm nichts anhaben; wenn sie mit ihm in Berührung kommen, werden sie alsbald zerstört.

Honig fördert die Verdauung, wirkt abführend, zieht Flüssigkeit an, hilft dem Körper schädliche Keime zu zerstören, trägt zur Linderung arthritischer Schmerzen bei und wirkt gegen Muskelkrämpfe. Honig ist keine süße Leckerei, sondern eine Kraftnahrung, die viel zur Gesundheit beiträgt, mit der man aber sparsam umgehen sollte.

Milch – Käse – Eier

Milch ist eine vollwertige Eiweißquelle mit lebenswichtigen Eiweißbausteinen, solange sie nicht gekocht oder pasteurisiert ist. Vor allem findet sich in ihr Glutaminsäure, die für die Nerven- und Gehirntätigkeit von Bedeutung ist.

Milch besitzt einen Überschuß an Basen. Sie enthält fast alle Vitamine und viele Mineralstoffe, besonders Magnesium, Mangan und einen gut assimilierbaren Kalk (Kalzium).

Milch ist sozusagen flüssiges Gras und ein ausgezeichnetes Lebensmittel, aber kein Getränk. Sie sollte deshalb nicht zum Essen oder kurz darnach getrunken werden, sondern als Vollnahrung allein. Auch sollte sie möglichst nie kalt, aber roh getrunken werden (am besten als Vorzugsmilch). Die Milch wird »ihrer Natur nach« gesaugt, also gleichsam gekaut. Bei ihr kommt es auf die richtige Mundverdauung an, damit sie in angemessener Menge und Langsamkeit in den Verdauungskanal gelangt. Rohmilch hat einen hohen Diät- und Heilwert, weil sie Säure bindet.

Im allgemeinen rechnet man, daß Milch 8 Stunden braucht, um vom Körper verdaut zu werden. Ist das chemische Verhalten der Leber normal, werden die Milcheiweiße leicht zu Körpereiweißen. Die Leber wird sehr entlastet, wenn zu einer Mahlzeit nur ein Eiweiß zugeführt wird. Ältere Menschen müssen in Fällen von Leberkrankheit mit Milch und Eiweiß in der Nahrung vorsichtig sein.

Milch ist eines der unstabilsten und wärmeempfindlichsten Nahrungsmittel. Schon 24-stündige Kühlung beraubt sie teilweise ihres Vitamingehaltes. Um ein vorzeitiges Sauerwerden der Milch zu verhindern, wird sie pasteurisiert, d.h., sie wird kurzzeitig auf 75°C erhitzt. Dabei werden gefährliche Krankheitskeime in der Milch zerstört, aber auch wichtige Milchsäurebakterien, Lezithin und die Enzyme. Die Milch verliert dabei ihre biologische Struktur. Wird pasteurisierte Milch dann auch noch gekocht, gehen die gelösten Phosphorverbindungen in der Milch eine Verbindung mit den Kalkstoffen ein und bilden unlösbare Kalkphosphate, deshalb käst gekochte Milch nicht mehr. Solche Milch wird dann von der Leber nur unter größten Schwierigkeiten verarbeitet.

Pasteurisierte Milch fault in der Flasche, wenn sie in einem warmen Raum aufbewahrt wird, während rohe Milch gärt und als Sauermilch eßbar ist.

Homogenisierte Milch (eingedickte und kondensierte Milch) wird durch feine Düsen gepreßt, so daß sich die Fett-Teile in kleinste Partikel aufspalten und sich kein Rahm ansetzt. Trinkt man homogenisierte Milch, können die ganz kleinen Fetteile durch die Wände des Verdauungskanals in die Blutbahn gelangen, was sie eigentlich nicht sollten.

Nach Professor Dr. Kurt Oster kommt das Enzym Xantin-Oxidase, kurz XO genannt, das in der Kuhmilch vorhanden ist, normal nur in den Körpergeweben und in der Leber vor. Durch homogenisierte Milch gelangt es auch in die Arterien und kann dort die Wände und die Herzinnenhaut angreifen.

Der Körper antwortet, indem er den Blutcholesterinspiegel hebt und die Wunden mit einer fettigen Schutzschicht überzieht. Es ist möglich, daß dies aber die Arterien verstopft und zu Herzbeschwerden führt. Herzpatienten sollten keine homogenisierte Milch trinken.

Bei normaler Milch verläßt das XO Enzym den Verdauungstrakt, ohne vom Körper aufgenommen zu werden.

Alle vergorenen bzw. sauren Milchprodukte wie Sauermilch,

Buttermilch, Joghurt und Quark sind im allgemeinen verträglich; sie enthalten die bei der Milchsäuerung entstehenden Milchsäure und Auxone. (Auxone sind nach Prof. Kollath Wirkstoffe, die dem Vitamin B-Komplex zugerechnet werden und die für die Zellvermehrung unbedingt notwendig sind.)

Saure Milchprodukte sind eine Grundlage für eine gesunde Darmbakterienflora, die ihrerseits für die Vitaminversorgung des Körpers von Bedeutung ist. Sie wirkt blutreinigend und entgiftend. Saure Milch sollte man nicht mit Brot, sondern mit genügend Kartoffeln, die basenüberschüssig sind, essen. Auch Quark ist säureüberschüssig. Er ist eine unserer wichtigsten Kalkquellen. Als Eiweißkonzentrat ist Quark aber vorsichtig zu genießen, da es leicht zu Überdosierungen kommen kann. Er sollte nur genossen werden, wenn kein Rheuma oder Gicht oder sonstige Übersäuerung des Blutes vorliegt.

Man sollte Quark nie kalt essen, sondern stets zusammen mit einigen gut warmen Kartoffeln in der Schale. Die Leber kann weder kalte Speisen noch kalte Getränke ertragen.

Kefir ist unter Verwendung eines Pilzes bereitet. Durch diesen Prozeß geschieht eine Vorverdauung des Eiweißes, wodurch dem menschlichen Organismus die Verwertung erleichtert wird. Kefir belastet den Verdauungstrakt nicht, sondern wirkt regenerierend.

Joghurt enthält einen Pilz, der die Eigenschaft hat, sich im Dünndarm zu vermehren und dort reinigend auf die Darmflora zu wirken. Joghurt ist wie Kefir leichter verdaulich als Milch. Er enthält viel Kalzium und entgiftet Oxalsäure. Er entgiftet auch die Leber. Er ist eine Zusatznahrung für Sportler, Geistesarbeiter und werdende Mütter.

Buttermilch enthält 3,2 Prozent Eiweißstoffe, außerdem Milchzucker, Milchsäure und Mineralsalze.

In der Käsemilch, der sog. Molke, sind die Mineralstoffe konzentriert enthalten, vor allem das Labferment, das bei der Käsebereitung verwendet wird. Molkepräparate werden auch gerne in der Küche anstelle von Essig, als Säuerungsmittel, zur Zubereitung von Salatsaucen und anderen Speisen genommen.

Trockenmilchpulver kann nur als Ersatz angesehen werden. Durch Erhitzung ist das Eiweiß denaturiert, der Albuminanteil auf die Hälfte gesunken, und die Vitamine sind zum großen Teil zerstört.

Käse

Die verschiedenen Käse stellen gehaltreiche und nahrhafte Nahrungsmittel dar, die reich an Eiweiß, Fett, Nährsalzen, Kalk und Vitaminen sind. Käse enthält wie die Milch die für den Gehirnstoffwechsel unerläßliche Glutaminsäure und den Leberschutzstoff Methionin.

Die aus Vollmilch hergestellten Käse bestehen bis zu 50 Prozent aus Fett, die aus abgerahmter Milch hergestellten, aus entsprechend weniger Fett. Von den Käsearten sind die frischeren und milderen Weichkäse denen vorzuziehen, die durch einen langen Reifeprozeß weitgehenden Eiweißabbau erlitten haben. Bei ihnen ist auch der Kochsalzgehalt meist höher.

Bei den Süßmilchkäsen mit höherem Fettgehalt unterscheidet man Hartkäse (Emmentaler, Chester, Edamer, Tilsiter, Gouda) und Weichkäse (Camembert, Brie, Romadour, Limburger).

Sauermilchkäse sind Magerkäse mit weniger als 10 Prozent Fett (Harzer, Mainzer Handkäse, Quargeln).

Schmelzkäse werden aus Käse und Käseresten durch einen Schmelzprozeß unter Verwendung von Schmelzsalzen (Ortho-, Pyro- oder Polyphosphate) hergestellt. Sie sind durch den hohen Phosphatanteil ihrer Schmelzsalze sehr bedenklich.

Alle Käsesorten sind, wie deren Ausgangsmaterial, das Kasein, säureüberschüssig.

Erwachsene brauchen, wenn sie mit Käse und Milch ihren Kalk- und Eiweißbedarf decken wollen, täglich etwa 100 Gramm Käse oder einen halben Liter rohe Milch. Ein Würfel Hartkäse von 2,5 Zentimeter entspricht 1/2 Tasse Milch.

Eier

Eier enthalten Vitamin A, B_1, B_2, C, D, E und reichlich Lezithin. Sie gehören zu den phosphorreichen Nahrungsmitteln mit hochwertigem Eiweiß. Aber erhitztes Eiweiß ist problematisch. Eigelb ist wertvoll. (Erschöpfte Nebennieren können durch Aufnahme von rohem Eigelb, das reich an Lezithin ist, schnell wieder aufgebaut werden.)

Wer ein Ei genießen will, sollte auf jeden Fall darauf achten, daß es von gesunden Hühnern stammt, die mit natürlicher Nahrung gefüttert wurden und freien Auslauf hatten. Wichtig ist, daß das Ei frisch ist. Auch die Befruchtung spielt für den Vitalstoffgehalt und die Vitalität des Eies eine große Rolle.

Gebackene und harte Eier haben eine Verdauungszeit von etwa 4 Stunden. Erwachsene sollten zusammen mit Eiern reichlich Salat essen, weil Eier viel Salz brauchen, um aufgeschlossen zu werden. Kinder sollten keine Eier bekommen, da sie ungünstig und schädlich auf die Keimdrüsen wirken (nach Dr. Schock).

Übermäßiger Eiergenuß verursacht Rheuma und bietet einen Nährboden für alle Arten von Bakterien. Wenn Eiweiße gekocht und damit verändert (denaturiert) werden, nehmen die Fäulnisprodukte im Harn und im Schweiß zu. Gekochtes Eiweiß erzeugt durch bakterielle Zersetzung Fäulnisstoffe im Darm und kann zur Toxhämie führen. (Toxhämie ist die Schädigung des Blutes durch Giftstoffe.)

Alle gekochten Eiweiße sind schwer verdaulich. Es ist festgestellt worden, daß die Leber zur Neutralisierung von Fäulnisprodukten aus der Verdauung ihr Natrium schneller abbauen muß, als sie es durch die Nahrung zugeführt bekommt.

Leber-, Nierenkranke und Gallensteinleidende müssen daher sehr vorsichtig sein im Genuß von tierischem Eiweiß. Bei Eieressern heilen die Wunden schwer; durch reichlichen Eiergenuß kann man Eiterungen beliebig lange unterhalten.

Da es sehr günstige Eiweißträger gibt, z.B. Buttermilch, Sauermilch, Magerquark, Soja und viele andere, muß der Eiweißbedarf nicht unbedingt durch Eier gedeckt werden. Es gibt keine

Veranlassung, denaturiertes Eiweiß zu essen, wenn man weiß, daß drei mittlere Kartoffeln so viel Eiweiß enthalten wie ein Hühnerei. Es kann also weitgehend auf Eier verzichtet werden.

Für den Genuß von Milch, Milchprodukten und Eiern gilt alles das, was im 5. Kapitel über das Eiweißproblem gesagt wurde.

Fleisch – Wurst – Fisch

Sehr viele Menschen haben eine hohe Meinung von Fleischnahrung. Sie glauben, ohne Fleisch nicht leistungsfähig zu sein. Sicher ist Fleisch ein begehrtes Nahrungsmittel. Fleischbrühe und Fleisch befriedigen den Geschmack – nur unter Zusatz von Salz und Gewürzen – und haben auf den Körper einen wärmenden Effekt. Diese stoffwechselstimulierende Wirkung hält mehrere Stunden an. Fleisch zeigt aber einen großen Überschuß an Säuren; diese nehmen beim Braten noch wesentlich zu.

Ein Löwe, der Fleischfresser ist, frißt zuerst die Eingeweide mit pflanzlichem Inhalt und dann erst das Muskelfleisch. Damit hat er eine harmonische, aus Säuren und Basen bestehende Nahrung. Würde der Löwe gekochtes oder gebratenes Fleisch genießen, würde er eingehen.

Der Mensch dagegen ißt meist nur das Muskelfleisch und das nicht roh, sondern gekocht, gebraten oder gegrillt. Das Muskelfleisch der Tiere enthält kaum Mineralstoffe und Vitamine und erzeugt bei der Verdauung Fäulnis. Mit der Fleischkost tritt bei der Darmbakterienflora eine Veränderung ein: die normale Gärungsflora geht in eine Fäulnisflora mit unangenehmem Geruch über.

Bei Genuß von Fleisch bildet sich im Blut überschüssige Harnsäure. Hier liegt das Hauptproblem des Fleischkonsums.

Es gibt zwei Arten von Harnsäure. Die sogenannte endogene Harnsäure; sie bildet sich besonders beim Abbau der körpereigenen Zellen aus Purinkörpern, die im Zellplasma entstehen. Dann die exogene Harnsäure, die mit der Fleischnahrung aus körperfremden Zellen mit fremden Purinstoffen dem Körper zugeführt wird. Die Leber gibt dann die aus dem Abbau aller Purinstoffe im Übermaß gebildete Harnsäure an das Blut ab.

Bei Pflanzenkost ist die Harnsäureausscheidung minimal, bei fleischreicher Kost dagegen hat man die vier- bis fünffache Harnsäuremenge gemessen. Normalerweise wird die Harnsäure im Blut und in den Nieren in Lösung gehalten, wenn aber immer mehr exogene Harnsäure herangeführt wird, kommt der Körper in eine Zwangslage. Seinen eigenen Zellabbau kann er nicht stoppen, so muß er die überschüssige Harnsäure auskristallisieren und in harnsauren Salzen ablagern.

Um das Stoffwechselgleichgewicht einigermaßen zu halten, deponiert der Körper die Säure zuerst in den Zwischengeweben, später in den Zellen. Gicht, Rheuma, Zuckerkrankheit, Nierenerkrankungen und Neuralgien sind die Folge.

Mit dem Tod (Schlachtung) eines Tieres geht sein Kadaver (alle seine Teile mit allen Organen) sofort in Verwesung über, und dieses ist durch nichts aufzuhalten. Sie kann durch Kälteeinwirkung höchstens verzögert werden.

Im Gegensatz zu Pflanzenzellen sterben Tierzellen, sobald sie nicht mehr mit Blut versorgt werden, sehr schnell ab. Sobald das Leben erlischt, verklumpt das Eiweiß, Enzyme zur Selbstzersetzung werden freigesetzt, und die Fäulnisbakterien beginnen zu wirken.

Mit der einsetzenden Verwesung verliert das Fleisch der Schlachttiere die vom Blutfarbstoff stammende Röte und wird graugrün. Mit Hilfe von Salpeter (Kaliumnitrat) und anderen Konservierungsstoffen wird die rote Farbe erhalten. Die Nitrate zerfallen aber im Körper zu Nitriten, und diese können sich mit den im Körper vorkommenden Aminen (organische Stickstoffverbindungen) zu Nitrosaminen verbinden. Nitrosamine haben sich in Tierversuchen als stark krebserregend erwiesen.

Überdies sammeln sich Umweltgifte in der Leber und in den Nieren der Schlachttiere an. Die aus den Innereien hergestellten Nahrungsmittel können Blei, Cadmium, Chrom und Quecksilber enthalten.

Gefährlich sind auch die Präparate, die eine Wachstumsbeschleunigung der Schlachttiere bewirken sollen, wie Hormone und hormonähnliche Stoffe. Auch die dem Tierfutter zugesetzten Antibiotika und Sulfonamide können bei der Fleischverdauung im Körper Leberschaden und Allergien hervorrufen.

Kurz vor oder während des Schlachtens werden im Tierkörper große Mengen Adrenalin (Hormon des Nebennierenmarks, das in Gefahren und Streßsituationen den Stoffwechsel reguliert) und giftige Nebenprodukte gebildet, um den Schmerz zu verdrängen, was sich auch auf die Fleischqualität auswirkt.

Besonders bedenklich ist der Schweinefleischgenuß. Schweinefleisch ist enorm fetthaltig, und Fett ist stets mit Cholesterin vergesellschaftet. Schweinefleisch hat eine sehr schwefelreiche, schleimige Bindegewebssubstanz. Dadurch können auch unsere Bindegewebssubstanzen weich und wenig widerstandsfähig werden. Außerdem werden ihm reichlich Wachstumshormone beigesetzt.

Ein Schwein entwickelt sich in wenigen Monaten zu einem mehrere Zentner wiegenden, schweren Schlachttier mit wenig Muskulatur, wenig Knochen und viel verschleimtem Bindegewebe. Zum Teil haben diese Tiere Leberverfettung, Herzverfettung, Wassersucht und weitere Krankheiten.

Genießt man Fleischbrühe oder Bouillon, muß man sich vergegenwärtigen, daß es eine wäßrige Lösung jener Stoffe ist, welche im Fleisch, in den Knochen und im Bindegewebe des Tieres vorhanden sind. Das sind keine Nährstoffe, sondern verbrauchte Stoffe, die beim Zerfall der Nährstoffe entstanden sind und die durch die Nieren des Tieres als Harn ausgeschieden werden sollten.

Gewisse Naturvölker haben den Brauch, Kranke mit Harntrank zu behandeln, denn auch der Harn besitzt, wie die Fleischbrühe, anregende Reizwirkungen auf das Nervensystem und auf die regulatorischen Vorgänge im menschlichen Körper.

Will man Fleischnahrung mit allen Risiken und Gefahren für die Gesundheit genießen, dann wäre Rind- und Kalbfleisch vorzuziehen. Das schon seit über 2000 Jahren im Judentum und auch im Islam geforderte strenge Schweinefleischverbot sollte im Sinne einer vernunftgemäßen Ernährung in Betracht gezogen werden.

Trotz der Bedenklichkeit lag der Pro-Kopf-Verbrauch von Schweinefleisch in der Bundesrepublik 1984 bei 49,2 kg; außerdem wurden pro Kopf 19,8 kg Rindfleisch, 1,4 kg Kalbfleisch und 9,9 kg Geflügel genossen.

Wurst

Etwa 60 Prozent des Schlachtgutes werden als Fleisch und 40 Prozent als Wurst verzehrt. Eine schnitt- und streichfähige Wurst wird aus Fleisch, Innereien, Fett und würzenden Zutaten hergestellt.

Täglich werden mit überwiegend aus gepökelten Fleischwaren bestehender Nahrung 2 bis 5 mg Nitrit aufgenommen. Alle Räucher- und Wurstwaren werden mit Salpeter (Kaliumnitrat) behandelt. So können bei der Zubereitung in der Pfanne und im Kochtopf in Reaktion mit organischen Stickstoffverbindungen (Aminen), wie bereits erwähnt, sich Nitrosamine bilden. Hitze begünstigt ihre Entstehung. Angebratener Speck ist besonders problematisch, weil er selbst Amine enthält. Auch bei geräucherter Wurst und Schinken treten hohe Rückstände auf. Nach Ansicht der Krebsforscher sind Nitrosamine noch gefährlicher als das in den Abgasen enthaltene Benzpyren. Nitrosamine können indes durch Vitamin C zerstört werden.

Zur Herstellung von Brühwürsten benötigt man schlachtwarmes Fleisch. Da dieses technisch oft nicht möglich ist, wird zur Erhöhung des Wasserbindungsvermögens bzw. zur Erhöhung der Quellung Diphosphat zugesetzt.

Hohe Phosphatzufuhr durch Verzehr von Wurst und auch von Schmelzkäse sollten mit einer entsprechenden Kalziumaufnahme gedeckt und ausgeglichen werden, da Phosphor und Kalzium durch hormonelle Regulationsmechanismen eng gekoppelt sind. Wird dies nicht erfüllt, entsteht Kalkarmut und damit Knochenbrüchigkeit und weitere Folgekrankheiten.

Fisch

Fische sind reich an Eiweiß, essentiellen Fettsäuren, Vitamin A, D, Phosphor- und Schwefelsäure, Kali, Natron, Jod und Eisen. Die meisten Nährsalze hat der Hering, weniger haben Hecht und Stockfisch. Aber die Mineralsalze können für den Organismus nur gewonnen werden, wenn die Fische nicht gepökelt oder gesalzen sind. Leberkranke sollten nur frische Fische essen.

Früher lieferten die Fische ein gesundes Fleisch, heute aber nicht mehr, denn aus verschmutzten Gewässern kommen keine gesunden Fische. Die Flüsse und die Meere werden durch leichtsinniges Wegschütten von Chemikalien, illegalen Müllkippen, Industrieabfällen, Spritzmitteln, chemische Dünger usw. mit Tausenden von Giftstoffen überschwemmt. Da Fische wahllos alles fressen, was sie erhaschen können und sich die Schadstoffe und Umweltgifte in ihrem Körper tausendfältig anreichern und konzentrieren können, besteht heute beim Fischverzehr ein großes Risiko.

An erster Stelle steht Quecksilber, dann Blei, Cadmium, Arsen und noch viele andere. Daß Fische auch bei hohen Quecksilberkonzentrationen in ihrem Körper nicht erkranken, liegt daran, daß das Metall durch Eiweißstoffe gebunden wird. In unserem Körper aber wird diese Bindung aufgelöst, und das Quecksilber wirkt wieder hochgiftig.

Sehr viel Quecksilber haben Heilbutt, Rochen und Thunfisch. Besonders belastet sind Fischleber und Lebertran.

Nach den Richtlinien der Weltgesundheitsorganisation sollten pro Woche und pro Person höchstens 250 Gramm Fisch verzehrt werden, wenn die Quecksilberhöchstmenge von 5 Mikrogramm pro kg Körpergewicht nicht überschritten werden soll.

Öle – Fette – Butter

Das Wesentliche über den gesundheitlichen Wert der Öle und Fette sowie ihren Gehalt an gesättigten und ungesättigten

Fettsäuren wurde bereits im 6. Kapitel behandelt; nachfolgend wird die Problematik der Fette dargestellt.

Rohes, unbearbeitetes Öl riecht und schmeckt sehr stark nach der Frucht von der es stammt. Es hat in der Regel Provitamin A, Vitamin E, D, K, Mineralstoffe (Kupfer, Eisen, Kalzium usw.) und Chlorophyll.

Solche Öle mit mehrfach ungesättigten Fettsäuren oxidieren an der Luft und werden mit der Zeit ranzig. (Rohes Öl hält 4 bis 6 Monate.) Es ist wenig hitzestabil und sollte nicht zum Braten und Backen verwendet werden. Es sollte kühl, dunkel, geschützt vor Feuchtigkeit und gegen Luftzutritt verschlossen, am besten in Glasbehältern, gelagert werden.

Ranzige Öle riechen in fortgeschrittenem Stadium nicht gut und erzeugen in der Kehle ein leichtes Kratzen. Man darf auf keinen Fall ranziges Öl essen, da es dem Körper schadet und wie ein Giftstoff wirkt.

Die rohen Öle werden durch großen Druck in mehreren Durchgängen aus den Ölfrüchten gepreßt. Beim Pressen spielt die Temperatur eine Rolle. Wird die gemahlene oder zerkleinerte Ölfruchtmasse erhitzt, ist die Ausbeute wesentlich größer, aber das so gewonnene Öl ist arm an Vitalstoffen. Deshalb sollte man weitgehendst sogenannte kaltgepreßte Öle bevorzugen, das heißt Öle, die bei geringer Erhitzung gepreßt wurden.

Sesamöl, Distelöl, Sonnenblumenöl, Mohnöl, Olivenöl und Weizenkeimöl sind die bekanntesten. Solche schonend gewonnenen Öle dürfen, wie schon mehrmals erwähnt, nicht in der Küche durch Hitze denaturiert werden, denn wenn mehrfach ungesättigte Fettsäuren durch Kochen oder Braten erhitzt werden, entstehen gesättigte oder veränderte Fette. Dieser Prozeß wird noch verstärkt, wenn die Fette wiederholt verwendet werden.

Im Unterschied zu den rohen, unbearbeiteten Ölen sind die industriellen, raffinierten Öle geruch- und geschmacklos. Sie werden durch Extraktion gewonnen. Das gemahlene Produkt oder die Ölkuchenmasse wird in eine Petroleumlösung (z.B. n-

Hexan) gelegt, die das Öl herauszieht. Das Lösungsmittel wird dann durch Destillation wieder zurückgewonnen. Die extrahierten Öle werden durch die Raffination weiterverarbeitet und meist zur Margarineherstellung verwendet.

Fette

Speisefette sind wichtig in der Ernährung, weil sie den Geschmack verbessern, sättigen und Energiequellen darstellen. Sie sollten als naturbelassene Öle und ungehärtete Fette genossen werden. Fette sind um so leichter verdaulich, je niedriger der Schmelzpunkt ist. Bei Pflanzenfetten liegt dieser unter der menschlichen Körperwärme, bei tierischen Fetten darüber, weshalb sie schwerer verdaulich sind.

Die Nachfrage nach billigen und streichfähigen Fetten hat die Industrie veranlaßt, ungesättigte Fette durch Anlagerung von Wasserstoff zu härten und Margarine auf den Markt zu bringen. So wurden mehrfach ungesättigte Fette in gesättigte Fette umgewandelt.

Ausgangsstoff für Margarine und Bratfette sind raffinierte (chemisch gereinigte) Pflanzen- und Seetieröle bzw. Fette, die mittels einer Kontaktsubstanz gehärtet werden. Solche Kontaktsubstanzen sind Schwermetallverbindungen. Es werden pulverisierte Metallsalze unter hohem Druck in die stark erhitzten Öle hineingeblasen und nachher auf chemischem Wege wieder entfernt. Bei diesen sogenannten hydrogenierten Fetten werden durch den Härtungsprozeß die meisten biologischen Werte des Naturprodukts zerstört und zurückbleibende Spuren von Metallsalzen können nach homöopathischer Erkenntnis, als feinstofflich wirkende Gifte Störungen im Körper auslösen.

Diese aufbereiteten Fette und Öle werden mit Trinkwasser, Geschmacks-, Farb- und evtl. Konservierungsstoffen emulgiert, mit Vitamin A und D angereichert und kommen als Margarine in den Handel.

Aus dem getrockneten Kernfleisch der Kokosnüsse wird eine feste, weiße, raffinierte, nicht streichbare Fettmasse gewonnen, das Kokosfett, das sehr säureüberschüssig ist.

Im Gegensatz zu den gehärteten Fetten werden die im Reformgeschäft angebotenen reinen Pflanzenmargarinen, auch Pflanzenbutter genannt, heute zum großen Teil mit hohem Anteil (etwa 60%) an nicht raffinierten Kaltpreß-Vollölen hergestellt.

Butter

Butter wird seit der frühesten Menschheitsgeschichte verwendet. Butter ist das beste tierische Fett, aber es gibt große Qualitätsunterschiede. Sie ist bei Magen-, Darm-, Leber- und Gallenleiden sehr verträglich. Butter enthält Fett (etwa 81%), Kasein, Wasser, Milchzucker, Milchsäure und Mineralstoffe.

Mit Butter kann dem Körper am schnellsten und am einfachsten Fett zugeführt werden. Sie geht vom Darm aus zu 95 Prozent, d.h. fast vollständig, in den Körper über. Dies rührt von der Kügelchenstruktur des Milchfettes her, die eine gute Oberflächenwirksamkeit bei der Verdauung gewährleistet.

Man hat der Butter angelastet, daß sie cholesterinhaltig und für Arteriosklerose und Herzinfarkt mitverantwortlich sei. Doch es ist erwiesen, daß die Cholesterinmenge, die in der Nahrung zugeführt wird, für die Entstehung von Arteriosklerose nicht von ausschlaggebender Bedeutung ist, sondern eher die Auswirkungen und Folgen vom Genuß isolierter Kohlenhydrate.

Wenn auch pflanzliche Öle zu bevorzugen sind, so gehört doch Butter zu den naturbelassenen Fetten mit einem Anteil von ungesättigten Fettsäuren. Natürlich sollte Butter nicht mit den Speisen gekocht, sondern nachher zugesetzt werden.

Hefe – Soja – Sauerkraut

Hefe ist nicht nur ein wertvolles Nahrungsmittel, sondern auch ein Heilmittel. Sie besteht zur Hälfte aus hochwertigem Eiweiß und dem gesamten Vitamin B-Komplex (außer B_{12}), enthält Verdauungsfermente und Mineralsalze, unter anderem auch Selen.

Die Vitamine in der Hefe helfen der Leber, die in der Nahrung enthaltenen Fette vollständig zu oxidieren. Das unvollständig oxidierte Fett in der Nahrung verstopft die Öl- und Talgdrüsen.

Es sind Fälle bekannt, wo durch Hefeanwendung Herzkranzgefäßschäden abgebaut wurden. Gerade das in der Hefe enthaltene Vitamin B_1 ist zur Regulierung der Zellatmung von großer Bedeutung.

Hefe ist auch für das ganze Nervensystem von Nutzen. Sie ist mild im Darm, alkalisch, nicht korrosiv und nicht reizend. Sie regt die Bauchspeicheldrüse an, und sie könnte als das pflanzliche Insulin bezeichnet werden.

Hefe ist ein Pflanzenprodukt; jedes Pulverkörnchen ist eine einzellige Pflanze. Sie ist preisgünstig und im allgemeinen frei von Fremdstoffen und Giftrückständen. Es gibt verschiedene Arten von Hefe: Backhefe, Bierhefe (Brauhefe) und Edelhefe.

Backhefe, die noch lebendig ist, kann, wenn sie in den Darm kommt und die Darmflora nicht in Ordnung ist, Gärung verursachen. Wer empfindlich ist, sollte statt der lebenden Hefe, Hefeextrakt oder Edelhefe nehmen. Frische Hefe sollte dem Körper nur zugeführt werden, wenn der Magen leer ist. Sie sollte auch nicht zusammen mit anderen Nahrungsmitteln gegessen werden. Man läßt sie langsam im Mund zergehen oder vermischt sie mit lauwarmem Wasser oder Milch. Die günstigsten Zeiten für die Hefeaufnahme sind früh am Morgen oder vor dem Schlafengehen.

Edelhefe wird normalerweise auf Kulturen gezüchtet. Sie enthält 50 Prozent Protein, 17 verschiedene Vitamine, mindestens 16 Aminosäuren und 14 Mineralsalze. Sie schmeckt ähnlich wie Backhefe, ist leicht verdaulich und ein ausgezeichnetes Würzmittel, das man über die Speisen streuen oder in Joghurt oder Tomatensaft geben kann.

Hefe in flüssiger Form, sogenannter Hefeextrakt, kann man als Brotaufstrich oder zum Würzen von Suppen verwenden.

Hefe und Hefeextrakt sollten nicht in größeren Mengen eingenommen werden, sondern nur in kleineren Quantitäten. Ein Eßlöffel pro Person und Tag sind günstig und ausreichend.

Soja

Soja wurde schon vor fast 5000 Jahren in Asien angebaut. Die Sojabohne liefert ein vorzügliches, vollwertiges pflanzliches Eiweiß mit allen acht lebensnotwendigen Aminosäuren. Von der Zusammensetzung her ist es dem Hühnerfleisch ähnlich, doch enthalten die Sojabohnen zehnmal soviel Calcium wie Fleisch. Ein Kilogramm Edelsoja hat den gleichen Nährwert wie 58 Hühnereier. Soja ist eine Quelle für natürliches Lecithin und Linolsäure und ist reich an Vitamin E.

Es ist festgestellt worden, daß Sojaeiweiß den Cholesterinspiegel senkt, wahrscheinlich wegen seines niederen Methioningehalts. Methionin ist eine essentielle Aminosäure, die beim Aufbau des Körpereiweißes beteiligt ist. Soja selbst enthält kein Cholesterin. Sojamilch ist in Struktur, Nährwert und äußerer Erscheinungsform der Kuhmilch ähnlich, deshalb wird die Sojabohne die Kuh des Ostens genannt. Quark, der aus Sojamilch hergestellt wird, nennt man »Tofu« (japanisch).

Sojamehl und Sojaschrot kann vielen Gerichten und Backwaren zugefügt werden, um deren Nährwert zu steigern. Soja erleichtert es, den Eiweißbedarf der Menschen durch pflanzliches Eiweiß vollständig zu decken.

Sauerkraut

Sauerkraut wird von vielen als Wundernahrungsmittel bezeichnet. Es ist reich an Vitamin A, B_1, B_2, B_6, Nicotinsäureamid, Pantothensäure, Vitamin C, D und hat Kalium, Phosphor, Natron, Calcium und Schwefel.

An und für sich sind alle Kohlarten schwer verdaulich und wirken blähend, aber durch den Gärungsprozeß ist es für Menschen mit schwachem Magen leicht verdaulich und regt Appetit und Verdauung an. Sauerkraut säuert den Mageninhalt an, ein Vorteil bei ungenügender Magensäure.

Sauerkraut ist wichtiger Bestandteil jeder Leberdiät. Auch für die Ernährung von Zuckerkranken ist es besonders geeignet, da die Kohlenhydrate des Weißkrautes durch die Milchsäure fast restlos vergoren sind. Seine besondere Heilwirkung zeigt es bei Magengeschwüren, bei Rheuma, Gicht, Bleichsucht und Blutarmut.

Pfarrer Kneipp riet zu täglich zwei Eßlöffeln Sauerkraut zur Stärkung des Magens und zur Bekämpfung aller Zersetzungsvorgänge im Dickdarm. Morgens nüchtern eine Tasse Sauerkrautsaft ist ein gutes Mittel für die Regeneration der Darmflora, die bei jeder Krankheit leidet. Der russische Biologe Prof. Metchnikow empfahl sogar Sauerkraut als Verjüngungskur.

Täglicher Verzehr von rohem Sauerkraut dient dem Gesunden zur Erhaltung seiner Gesundheit und dem Kranken zur Genesung.

Sauerkraut kann man roh als Salat mit Zwiebel und naturbelassenem Öl bereiten. In gekochtem Zustand geht viel von der wohltuenden Bakterienwirkung verloren. Deshalb sollte man gewärmtem oder gekochtem Kraut immer etwas rohes Sauerkraut beimischen.

Abschließend noch ein Wort zur Milchsäure, die sich in reichem Maße in Sauerkraut findet. Wenn in winzigen Zellen unseres Körpers, von der jede einen Mikroorganismus darstellt, das Atmungsorgan nicht mehr intakt ist (was bei jeder chronischen Krankheit, bei Vitamin- und Enzymmangel der Fall sein kann), dann mobilisiert der Körper Milchsäure als Wachstumsstoff, um durch Gärung den Zellhaushalt zu retten. Er sucht durch diese Gärung, die jedoch wesentlich geringer ist als die durch Sauerstoffauswertung, neue Energie zu gewinnen. Bei diesem Prozeß schlägt die Milchsäure um und wird aus Wachstumsstoff zu Wuchsstoff. Sie baut zwar neue Zellen auf, aber es kommt zu einer chronischen Störung der Zellatmung, was zu Krebs führen kann. (Nach Dr. Warburg ist Krebs eine Sauerstoffmangelkrankheit.)

Milchsäure in unserer Nahrung aktiviert im Körper die Sauerstoffatmung der Zellen. Gesunde Darmbakterien können die sogenannte Rechtsmilchsäure synthetisieren und ins Blut abgeben, so daß sich die Zellatmung wieder normalisiert.

Es gibt verschiedene Arten von Milchsäure, die rechtsdrehende, die linksdrehende und die inaktive. Bringt man Milchsäure unter Licht, das in einer Ebene schwingt, dreht sich dann die Ebene des sogenannten polarisierten Lichts entweder nach links oder nach rechts oder ist inaktiv.

Im menschlichen Körper kommt die rechtsdrehende Milchsäure vor. Bekömmlichkeit und Gesundheitswert wird davon beeinflußt, inwieweit in der Nahrung im Gesamtmilchsäurebestand Rechts- und Linksmilchsäure vorhanden sind. Erwünscht sind weitaus überwiegende Gehalte an Rechtsmilchsäure.

Rechtsmilchsäure findet sich im Sauerkraut, Sauermilch, Bioghurt, Sanoghurt usw. und in milchsauren Gemüsen.

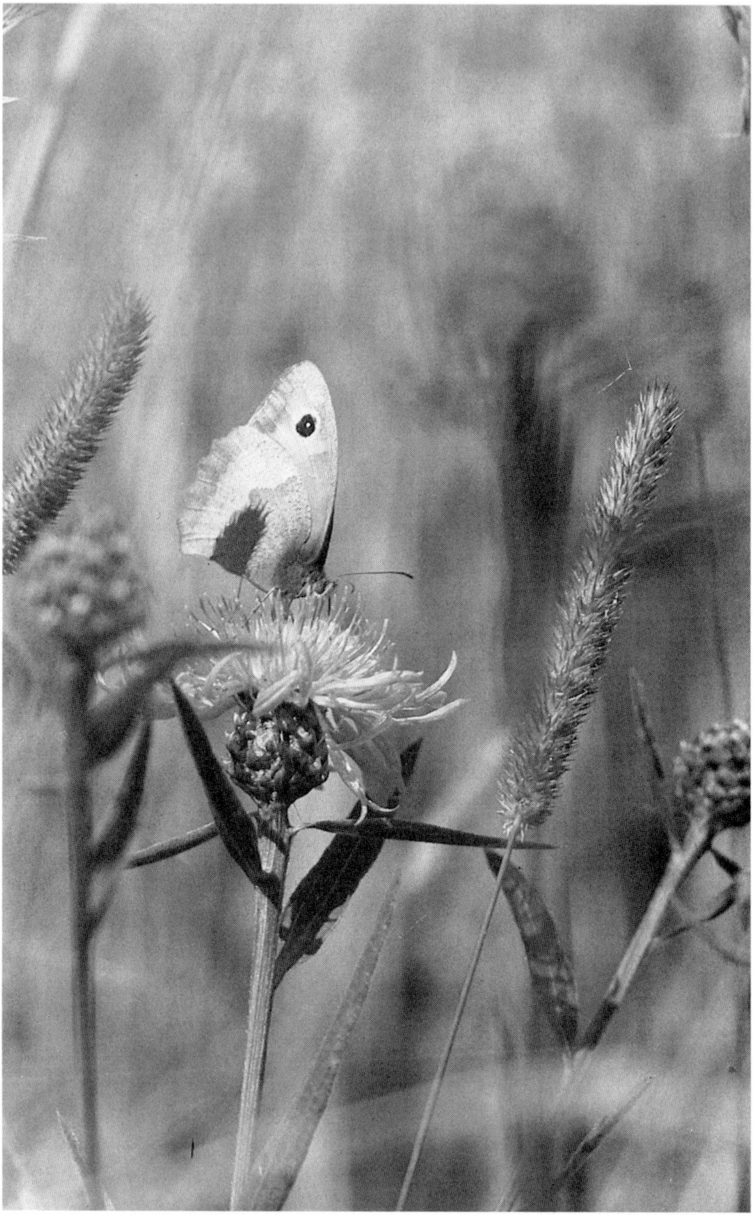

9. Die verschiedenen Ernährungsformen

Wer sich intensiv mit Ernährung beschäftigt, wird feststellen müssen, daß es sehr viele Ernährungslehren und Diäten gibt. Einige stellen Grundsätze auf, die andere wiederum ablehnen. Manche Menschen legen Wert auf ganz bestimmte Lebens- und Nahrungsmittelgruppen und wiederum andere richten sich nach fernöstlichen Ernährungsrichtlinien. Dieses Labyrinth der Ernährungs- und Diät-Theorien könnte uns verwirren und uns fragen lassen, was nun eigentlich der richtige Ernährungsweg ist.

Jeder Ernährungsplan sollte sich unbedingt an den Gesundheitsgesetzen orientieren und oberster Grundsatz für alle sollte sein: Soviel Natur wie möglich und so frisch wie möglich.

Natürlich muß jeder selbst entscheiden, was für ihn zuträglich ist. Dies hängt allerdings nicht vom Einfluß des Gaumens ab, denn der Geschmack kann verbildet sein und ist erziehbar, sondern es hängt von den Bedürfnissen des Körpers ab.

Wer gegen das Gesetz seines Körpers handelt, kann zwar lange Zeit frei ausgehen, weil der Körper immer auszugleichen sucht, aber eines Tages kann er dies nicht mehr und es zeigen sich negative Folgen. Ernährungsfehler, die jahrelang gemacht wurden, können nicht mit ein paar Medikamenten wieder beseitigt werden. Oft tritt dann eine lange Leidenszeit ein.

Es sollten also bei der Wahl unserer Ernährung nicht allein Gaumenreiz, Eßlust und Gewohnheit entscheiden, sondern die Einsicht und die Vernunft, was für die eigene Gesundheit und auch für die Gesundheit anderer notwendig ist.

Doch es gibt nicht nur gesundheitliche, sondern auch ökologische, ethische und religiöse Aspekte bei der Ernährungswahl. Das werden wir in einem späteren Kapitel noch ausführlich behandeln. Zuerst wollen wir über die einzelnen Ernährungsformen sprechen.

Fleisch- und Pflanzenkost (Mischkost)

Im allgemeinen wird Fleisch als Hauptbestandteil der Mahlzeiten betrachtet. Manche können sich ein Essen ohne Fleisch kaum vorstellen. Die Auffassung ist weit verbreitet, daß Fleisch unbedingt zu einer »kräftigen« Ernährung gehört.

Die Amerikaner sind die stärksten Fleischesser der Welt. Sie verzehren jährlich etwa soviel an Fleisch, wie ihr Körpergewicht ausmacht. Fleisch befriedigt den Geschmack (besonders durch die Würzstoffe), hat eine stimulierende Wirkung auf den Körper und einen wärmenden Effekt. Nicht jeder Fleischesser ißt jede Art von Fleisch, hier sind die einzelnen Gewohnheiten verschieden. Aber, je größer der Anteil von Fleisch in der täglichen Kost ist, um so geringer ist die Leistungsfähigkeit. Prof. Albert Brauchle zeigt in seinem Buch »Naturheilkunde« einen interessanten Vergleich zwischen dem Fleischfresser Löwe und dem Pflanzenfresser Elefant. Der Löwe liegt jeden Tag irgendwo träge im Gelände, und am Abend schleicht er ein Wild an. Mit einem Satz und ungeheurer Kraftentfaltung erledigt er seine Tätigkeit für den ganzen Tag. Fleisch steigert die Erregbarkeit und die Ansprechbarkeit. Es befähigt zu momentanen Hochleistungen. Durch reichlichen Fleischgenuß können aber auch Gefahren des Stoffwechsels eintreten. Es kommt wie beim Auto zu Frühzündungen, der Wagen wird rassiger, sobald er aber zu viel Gas bekommt, fängt er an zu klopfen.

Der Elefant dagegen hat große Geduld. Er ist zu außergewöhnlichen Dauerleistungen fähig. Er kann Strapazen ertragen und sich anpassen. Wenn Fleischnahrung Hochleistungen ermöglicht, so befähigt Pflanzennahrung zur Dauerleistung.

Auch das tierische Leben geht im Grunde auf Pflanzenkost

zurück. Fleischkost ist gegenüber der vegetabilen Ernährungsweise gleichsam Lebenserhaltung »aus zweiter Hand«. Wer Fleisch verzehrt, ißt in gewissem Sinne nicht Lebendiges wie derjenige, der Pflanzenkost zu sich nimmt, sondern Totes. Fleisch sollte nicht Hauptbestandteil einer vernunftgemäßen Ernährung sein.

Wer zu einer mehr vegetabilen Ernährung übergehen will, schon allein wegen der Hormonbehandlung der Masttiere, sollte das Fleisch stufenweise vom Speiseplan abbauen. Wer beginnt, weniger Fleisch zu sich zu nehmen, muß den Ausgleich durch eiweißhaltige Gemüse und Milchprodukte schaffen, auch durch eine geeignete Zubereitungsweise, die die Vitalstoffe in der Speise erhält.

Eine fleischlose Küche kann ebenso schnell und einfach wie das Kochen mit Fleisch sein, auch ebenso nährstoffreich, unter Umständen noch nährstoffreicher. Fleisch ist weder für den Speisezettel noch für die Versorgung mit Nährstoffen nötig.

Es gibt etwa 250 gezüchtete Tierarten, von denen neun Säugetierarten und Geflügel das gesamte Fleischeiweiß liefern. Im Pflanzenreich gibt es dagegen 250 Tausend verschiedene Arten Gemüse und Obst, davon werden 600 gezüchtet und gegessen.

Das größte Problem einer gesunden, pflanzenreichen Ernährungsweise liegt nicht im Mangel an Nahrungsmitteln sondern im Mangel an Einsicht.

Pflanzenkost

Sehr viele Menschen haben Vorurteile gegen überwiegend pflanzliche Ernährung und glauben, daß sie weder schmeckt noch abwechslungsreich ist. Dabei gibt es Tausende von köstlichen Gerichten. Da Vegetarier nicht mehr an das Fleisch als Mittelpunkt des Speiseplans gebunden sind, können sie sich auf vielseitige Weise ernähren. Über die Vorteile und Mannigfaltigkeit der Pflanzenkost wurde bereits in diesem Buch ausführlich gesprochen.

Seit einigen Jahren steigt bei uns die Zahl der Menschen, die sich vom Fleischgenuß abwenden. In der ganzen Welt dürften es knapp eine Milliarde sein, die sich vegetarisch ernähren – allerdings der größte Teil wohl nicht freiwillig, sondern aus klimatischen, landwirtschaftlichen und finanziellen Gründen.

Vegetarisch kommt vom lateinischen »vegetus« und bedeutet »rüstig, munter, lebenskräftig«.

In der Tat, zuverlässige Untersuchungen haben ergeben, daß Vegetarier weniger als Fleischesser an ernährungsbedingten Krankheiten wie Übergewicht, erhöhter Blutzuckerspiegel, Zuckerkrankheit und Verstopfung leiden. Sicher trägt pflanzliche Frischkost zur Hebung des Allgemeinbefindens und zur Gesunderhaltung des Körpers in erheblichem Maße bei. Eine der wichtigsten vegetarischen Grundsätze ist, lebendige und nicht tote Nahrung zu sich zu nehmen.

Bei allen Vegetariern wird eine Bevorzugung der Rohkost gefunden. Es wäre auch töricht, sich auf der einen Seite pflanzlich zu ernähren und auf der anderen Seite isolierte Kohlenhydrate wie Weißmehl und Fabrikzucker oder sonstige »leere« Kalorienträger zu verwenden.

Bei den Pflanzenkostessern gibt es natürlich wie überall Unterschiede. Es gibt die große Gruppe der Lacto-Vegetarier. Sie stellt den überwiegenden Anteil aller Vegetarier. Diese Personen essen kein Fleisch von warm- oder kaltblütigen Tieren, wohl aber tierische Produkte wie Milch, Milcherzeugnisse und Eier. Dadurch haben sie eine gute Kalzium- und Eiweißversorgung. Daneben gibt es Lacto-Vegetarier, auch Lactarier genannt, die auf den Genuß von Eiern verzichten.

Die strengsten Vegetarier sind die Veganer, die grundsätzlich alle tierischen Produkte ablehnen. Sie verzichten auf den Genuß von Milch und Milchprodukten, auf Eier und sogar auf Honig. Eine weitere Gruppe der Vegetarier sind Rohköstler, die nichts Gekochtes essen.

Spezielle Ernährungsformen

Da Gesundheit, beziehungsweise Krankheit, in einem engen Zusammenhang mit der Ernährung steht, gibt es zahlreiche

Empfehlungen von speziellen Ernährungsformen und Diäten. Sie können ein nützlicher Anstoß zum Besseren sein, aber sie können auch in die Gefahr kommen, zum Extremen zu führen. Die einen suchen vom Übergewicht oder von einer Krankheit loszukommen, die anderen Leistungsfähigkeit zu erreichen, auch philosophische Erwägungen können eine Rolle spielen. Glücklicherweise kann der Körper selbst extreme Nahrungsempfehlungen längere Zeit ausgleichen, aber auf die Dauer nimmt er doch Schaden. Deshalb ist es wichtig, sich ein genaues Bild zu verschaffen.

Die Atkins-Diät: Das Buch von Dr. Robert C. Atkins (Herzspezialist in New York) »Diät-Revolution« wurde in der Bundesrepublik in über 800.000 Exemplaren verkauft. In dieser Diät-Revolution wird gefordert, keine Kohlenhydrate, aber viel Eiweiß und viel Fett zu essen. Also uneingeschränkter Verzehr von Fleisch, Fisch, Käse, Eiern und dafür Verzicht vor allem auf Zucker, Brot und Kartoffeln.

Mit der Atkins-Diät sind echte Gewichtsabnahmen zu erreichen, aber es besteht die Gefahr einer überhöhten Purinbelastung und damit eines Gichtleidens. Im Ernährungsbericht der DGE (Deutsche Gesellschaft für Ernährung) 1976 heißt es, daß die Zunahme des Fleischverzehrs mit der Zunahme von Gicht korreliert. Die Erkrankungshäufigkeit könne aus der Entwicklung der Verbraucherstatistik für Fleisch und Fleischwaren vorausberechnet werden. Eine kohlenhydratarme Kost kann auf längere Sicht eine Gefährdung der Gesundheit darstellen, weil wesentliche Vitamine und Enzyme in ihr fehlen.

Die Hay'sche Trennkost: Der amerikanische Arzt Dr. Howard Hay veröffentlichte 1907–1908 sein Buch »Eine neue Gesundheitsära«. In Deutschland wurde diese Ernährungsidee durch Dr. Walb bekanntgemacht. Diese sogenannte Trennkost fordert als Ernährungsprinzip die Trennung von Eiweiß und Kohlenhydraten innerhalb einer Mahlzeit. Fett gilt als neutral und ist zu allen Mahlzeiten erlaubt. Durch unüberlegte Mischung von Eiweiß, Kohlenhydraten und Fett in einer Mahlzeit sollen Verdauungsbeschwerden und Stoffwechselkrankheiten entstehen.

Das Mittagessen soll eine Eiweißmahlzeit sein, das Abendessen eine Kohlenhydratmahlzeit. 80 Prozent der Nahrung sollen aus Obst und Gemüse bestehen.

Im allgemeinen gibt es wenig Nahrungsmittel, die nicht von Natur aus Kohlenhydrat und Eiweiß nebeneinander enthalten, wenn auch in unterschiedlicher Mengenverteilung. Auch in der Muttermilch sind beide Nährstoffe nebeneinander vorhanden.

Die Einhaltung dieser Diätempfehlung ist für manche Menschen positiv zu bewerten, da sie einer vernünftigen Mischkost entspricht. Schweinefleisch hat Hay seinen Patienten untersagt. Die Haysche Trennkost hat nur für Fleischessende Bedeutung, wegen des großen Eiweißkonsums, für Vollwertköstler ist sie kaum von Belang.

Die Makrobiotik: Die Makrobiotik ist im Gegensatz zur Atkins-Diät und der Hay'schen Trennkost streng vegetarisch ausgerichtet. Sie beruht auf der Kochkunst der Chinesen und baut auf Lehren des Zen-Buddismus auf. Nach ihm bestehen im Universum zwei entgegengesetzte Kräfte. Die auseinanderströmende, zentrifugale Kraft Yin, und die zusammenfließende, zentripetale Kraft Yang. Das Funktionsprinzip unserer Welt sei in den Gegensätzen des Yin und Yang begründet. auch unsere Lebensmittel sollen Yin- und Yang-Charakter aufweisen. Der Mensch ernähre sich nur richtig, wenn er bei der Nahrungsaufnahme ein Gleichgewicht zwischen Yin und Yang herstelle.

Die europäische Richtung der Makrobiotik geht auf Dr. Christoph Hufeland zurück (1762–1836), die internationale Verbreitung der Zen-Ernährung unter dem Namen »Makrobiotik« (makros = lang, bios = Leben) geschah durch den Japaner Georges Oshawa (1892–1966).

Die Makrobiotik lehrt, daß unsere Nahrung zu 70–90 Prozent aus Vollkorn und zu 10–30 Prozent aus Gemüse, vorwiegend Wurzelgemüsen bestehen soll. Fleisch, Milch und Eier werden abgelehnt. Oshawa gibt eine Einteilung in 10 verschiedene

Ernährungsstufen, die sich durch einen zunehmenden Anteil an Getreide und Getreideprodukten und abnehmenden Anteil anderer Lebensmittelgruppen unterscheiden. Der geistige und körperliche Idealzustand könne jedoch erst durch eine ausschließliche Getreideernährung erreicht werden.

Die Formen der sogenannten niederen Stufen sind, nach Prof. Dr. Erich Menden, unbedenklich, aber in den höheren Stufen kann durch Mangel an Eiweiß besonders bei Kindern, Schaden entstehen. Durch das Weglassen von Milch und Obst kann ein Mangel an Kalzium und Vitamin C entstehen, und durch die Empfehlung, wenig zu trinken, können die Nieren Schaden erleiden. Auch vor dem hohen Salzverzehr, den Oshawa fordert, muß gewarnt werden. Außerdem wird fast alles gekocht.

Kostform nach Waerland: Die Begründer dieser lacto-vegetarischen Kostform sind Ebba und Are Waerland aus Finnland. Waerland legt drei Prinzipien zur »Umkehr zum Leben« fest.

1. Wir haben es nicht mit Krankheiten zu tun, sondern mit Fehlern in der Lebensführung. Man stelle diese Fehler ab, und die Krankheiten werden von selbst verschwinden.
2. Man heilt nie eine Krankheit, sondern einen kranken Körper.
3. Man heilt einen kranken Körper nur dadurch, daß man seinen ursprünglichen Arbeits- und Lebensrhythmus wieder herstellt.

Waerland will das ganze gegenwärtige Krankheitselend wegfegen. Besonderen Wert legt er auf die Verwendung des Morgengetränks »Excelsior«, das er als Standardgetränk bezeichnet. Es darf keine Gifte enthalten, muß reich an basischen Mineralien sein, gut schmecken und anregend auf die Darmperistaltik wirken. Dafür werden Kartoffeln, Karotten und Selleriewurzeln mit der Schale eine halbe Stunde lang gekocht. Über Nacht werden in dem abgeseihten Absud 2 Eßlöffel Weizenkleie und 2 Eßlöffel geschroteter Leinsamen eingeweicht. Am Morgen nach dem Aufwachen wird es leicht angewärmt getrunken. (Basenausgleich).

Großen Wert legt Waerland auf Getreide, besonders auf die Fünfkornkruska, die aus Vollroggen, Gerste, Hafer, Hirse und Weizen hergestellt wird, dann auf basenreiche Rohgemüsemahlzeiten und auf gutes Einspeicheln und Kauen.

Da die gekochte Fleisch-Fisch-Eier-Nahrung im Darm nicht enzymatisch, sondern nur bakteriell verarbeitet werden kann und dadurch Fäulnisprozesse entstehen, lehnt er sie ab.

Das Waerlandsystem beschränkt sich nicht nur auf die Kostform, sondern ist eine Lebensanschauung, die Geist, Körper und Seele umfassen soll.

Die Mazdaznan Ernährung: Der Prophet und Religionserneuerer Zarathustra, der 600 Jahre vor Christi lebte, entwickelte eine Lebenslehre, deren zwei Grundpfeiler Atmen und Ernährung sind. Durch die Atmung stehe der Mensch in Verbindung mit dem Kosmos und nehme geistige Nahrung zu sich, und über die Lebensmittel verschaffe er sich die materielle Nahrung. Die Mazdaznan- (ma = groß, zda = wissen, znan = beherrschen) Lehre ist friedfertig, sieht das Gute im Menschen und lehnt jede Gewaltanwendung ab.

Sie lehrt den Dualismus und Magnetismus und ähnelt hierin den Begriffen von Yin und Yang. Mazdaznan lehrt die Selbstbeherrschung und sucht mit möglichst wenig, gesund und glücklich zu leben.

Die Verbreitung der Mazdaznan-Lehre geht im Abendland auf Otto Hanisch zurück. Bei der Ernährungslehre handelt es sich um eine lacto-vegetabile Kostform. Im Gegensatz zu Fleisch und Eiern sind Milchprodukte erlaubt.

Die Anthroposophische Ernährungslehre: Die Anthroposophie ist eine ganzheitliche Lehre, ihr Gründer Rudolf Steiner. Sie versucht, den Menschen als seelisch-geistiges Wesen in seinem Zusammenhang mit der Welt und dem Kosmos zu begreifen.

Die Grundlage für eine gute und richtige Ernährung sei die hohe Nahrungsmittelqualität. Der Wert der Nahrung wird aus der Sicht der Anthroposophen durch den Gehalt an ätherischer Bildekraft bestimmt, die aus dem Zusammenwirken von irdischen und kosmischen Kräften entstehen. Der irdische Bereich wird durch organische Düngung beeinflußt, die die kosmische Einwirkung von Licht, Wärme, Sonne, Rhythmus, von Mond, Sternen und Jahreszeiten nicht hindern darf. Die nach diesem Prinzip erzeugten biologisch-dynamisch genannten Produkte sind unter dem Zeichen »Demeter« im Handel.

Nach der Anthroposophischen Ernährungslehre soll Eiweiß hauptsächlich aus pflanzlichem Eiweiß, insbesondere aus Getreideeiweiß gedeckt werden. Tierisches Eiweiß ist nicht generell verboten, es wird jedoch die Ansicht vertreten, Fleischgenuß behindere den Menschen in seiner geistigen Reifung.

Besondere Bedeutung wird der Kieselsäure beigemessen. Die Kieselsäure wird als Formbildner betrachtet, der in allem Leben wirksam wird. Das Getreide sei eine typische Kieselpflanze.

Die Anthroposophische Ernährung ist eine weitgehend lacto-vegetabile Kostform, die gelegentlich Fleischverzehr zuläßt.

Schnitzerkost: Der Zahnarzt Dr. Schnitzer schuf im Bemühen, Krankheiten vorzubeugen oder zum Stillstand zu bringen, eine besondere Kostform. Er will die heutige Ernährung der »Urnahrung« anpassen. Nach seiner Meinung ist der Mensch weder ein Fleischesser (Carnivore) noch ein Allesesser (Omnivore), sondern ein Früchteesser (Frugivore).

Allgemein entspricht die Schnitzerkost einer weitgehend »naturbelassenen Nahrung« mit lacto-vegetabilem Charakter. Alle isolierten Kohlenhydrate (weißer Zucker und Mehl) und Genußmittel (Kaffee, Nikotin, Alkohol) sind zu meiden.

Darüber hinaus schuf er eine sogenannte Schnitzer-Intensiv-Kost, die eine streng vegetarische Rohkostnahrung darstellt. Bei ihr sind alle Lebensmittel tierischer Herkunft wie Fleisch, Wurst, Fisch, Milch und Milchprodukte zu meiden. Da keinerlei erhitzte Speisen erlaubt sind, fällt auch Vollkornbrot weg. Das Frühstück besteht nur aus »Naturmüsli« und das Mittagessen aus dreierlei Salaten.

Hier schließen wir die Betrachtung der speziellen Ernährungsformen ab und wenden uns noch zwei allgemein wichtigen Heilfaktoren zu, dem Fasten und dem Atmen.

Das Fasten

Das Fasten ist ein Gesundbrunnen der Natur und eine uralte Gepflogenheit. Fasten bedeutet, fester Nahrung zu entsagen. Wenn wir fasten, leben wir sozusagen ohne Nahrung, beziehungsweise leben wir von der Nahrung, die wir zuvor aufgenommen haben und die in unseren Geweben lagert.

Sobald der Körper keinen Nachschub mehr bekommt, ordnet er sich ganz von selbst. Der Stoffwechsel wird auf sich gestellt, da er keine Zufuhr von außen bekommt. Er muß die im Körper angesammelten Reservestoffe und die Stoffwechselschlacken, den inneren Müll, die Harnsäurerückstände, Fettansammlungen, Ausschwitzungen usw. verbrennen, ja, er greift minderwertige, im Absterben oder Zerfall befindliche Zellen der Gewebe und Organe an. Dadurch führt das Fasten zu einer Reinigung des ganzen Körpers.

Man hat die Fastenkur eine innere Operation ohne Messer genannt. Die Natur operiert viel feiner als der beste Chirurg, denn sie schont das Gesunde und schafft das Kranke weg.

Durch das Fasten wird allen Organen, besonders den Verdauungsorganen, eine weitgehende Schonung zuteil, und sie können während dieser Zeit ausheilen und regenerieren.

Es ist möglich, daß während der Fastenkur Schweißausbrüche, Durchfall, Hautausschläge, Trübungen des Urins, übler Mundgeruch, belegte Zunge usw. als Heilkrisen auftreten. Bei echten Heilmaßnahmen gibt es Heilkrisen. Deshalb sollten, wenn möglich, Fastenkuren unter Aufsicht des Arztes durchgeführt werden.

Es gibt unterschiedliche Fastenmethoden. In der einschlägigen Literatur wird ausführlich darüber berichtet.

Allgemein hat sich bewährt, das Fasten mit zwei Tagen, an denen nur Rohkost gegessen wird, einzuleiten. Dann kann durch die Ballaststoffe die Verdauungstätigkeit angeregt und der Darm gereinigt werden. Damit sollte auch das Hungergefühl überwunden werden. Dann kann man zu einem ein, zwei Wochen oder längerandauernden Saft,- Tee- oder Wasserfasten übergehen. Wenn keine Lebererkrankung vorliegt, kann schon ein 8tägiges Fruchtsaftfasten (Orange-, Grapefruit-, Trauben- oder Beerensaft) eine gründliche Frühlingsreinigung bewirken. Macht die Leber nicht mit, kann man es mit Gemüsesäften, vor allem mit Möhrensaft, durchführen. Man kann auch mit temperiertem Gemüsewasser oder mit reinem Wasser fasten.

Beim Fasten gibt es jedoch eine empfindliche Klippe, die man unbedingt beachten muß. Nach längerem Fasten darf man nicht plötzlich viel essen, das könnte fatal werden. Die Zeit des Fastenbrechens ist genau so wichtig wie das Fasten. Nach der Ruhezeit der Organe beginnt die Regeneration. Sobald das Fasten gebrochen ist, stellt sich der Hunger wieder ein. Dann muß man ihn streng im Zaum halten und allmählich zu Milch oder fester Rohkost übergehen.

Durch das Fasten wurden Giftstoffe aus den Geweben herausgelöst, der Körper wurde von schädlichem Ballast befreit. Damit ist Platz geschaffen worden für den Neuaufbau lebender Zellen. Deshalb wäre nach dem Fasten eine gute Gelegenheit, die Eßgewohnheiten neu zu überdenken und sich auf Vollwertnahrung umzustellen.

Nach Eduard A. Brecht kann eine reine Apfelkur, bei der mehrere Tage nichts anderes als Äpfel gegessen werden, eine ausgezeichnete Regenerationskur sein. Sie hilft bei Stoffwechselbelastungen, insbesondere bei Rheuma, Magen- und Darmleiden. Auch bei Fettleibigkeit und Übergewicht bringt eine Apfelkur wesentliche Entlastung. Der schwächste Magen verträgt den Apfel; er schadet auch bei reichlichem Verzehr nicht.

Man kann die Kur nach einigen Tagen unterbrechen und dann wiederaufnehmen. Sobald sich Hunger einstellt, wird ein

Apfel gegessen. Höchstens eine Handvoll Puffreis oder Puffweizen, aber kein Puffmais, ist zusätzlich erlaubt.

Man sollte natürlich milde, angenehme Apfelsorten wählen und keine harten und sauren Äpfel. Die Apfelkur kann nicht mit Apfelsaft gemacht werden.

Das Atmen

Was hat das Atmen mit der Ernährung zu tun? Nicht nur eine vollwertige Nahrung, sondern auch richtiges Atmen ist für die Gesundheit von Bedeutung. Vom Atmen hängen alle Funktionen des Körpers ab, denn zu jedem körperlichen Geschehen ist Sauerstoff die unerläßliche Voraussetzung. Die Qualität des Blutes ist weitgehend von dem einwandfreien Sauerstoff-Austausch abhängig; denn neben Leber, Nieren, Darm und Haut zählt die Lunge zu den Entgiftungsorganen. In den Lungenbläschen wird aus dem Blut nicht nur Kohlendioxid gepreßt, sondern auch toxische Stoffe, von denen wir uns durch die Atmung befreien.

In einer Stunde atmen wir über tausendmal ein und aus. Bei einem ruhigen Einatmen wird etwa ein halber Liter Luft eingeatmet. Das ist die Sauerstoffmenge, die der Mensch für die Aufrechterhaltung der Lebensvorgänge braucht.

Normalerweise benötigt der Mensch keine Anweisung für seine Atmung, sie ist ihm angeboren, aber heutzutage atmen die meisten Menschen nur oberflächlich.

Nach Dr. Heinrich Egenolf ist die Ausatmung der wichtigste Arbeitsakt des Atmens. Wer richtig, d.h. tief ausatmen kann, atmet zu 80 Prozent richtig. Die Ausatmung ist bei den meisten Menschen zu kurz, deshalb bleiben Schadstoffe im menschlichen Körper, bzw. im Blut. Wir können uns nur der Gifte entledigen, wenn wir wirklich richtig ausatmen lernen. Außerdem wird man durch die Ausatmung entkrampft und gelockert. Gerade die Verkrampfungszustände in Verbindung mit der mangelhaften Entsäuerung des Körpers sind die Ursachen vieler Krankheiten. Deshalb müssen wir der gesteigerten tiefen Ausatmung unsere ganz besondere Aufmerksamkeit schenken. Dann werden wir entgiftet, entschlackt, entsäuert, innerlich gereinigt und entkrampft.

Nach einer richtigen Ausatmung folge stets die Atempause. Sie ist der Ausdruck wesentlicher innerer Entspannung. Sie wirkt wie eine wahre Medizin. Jeder kennt den Ausdruck: »Eine Atempause machen«.

Dann folgt die Einatmung. Im Gegensatz zu der sonst üblichen Praxis, wo stets mit der Einatmung begonnen wird, sollte aber bei einer vernunftgemäßen Atmung stets mit dem Ausatmen begonnen werden.

Grundsätzlich sollte durch die Nase ein- und auch ausgeatmet werden. Die Einatmungsluft wird durch die Nase gereinigt, vorgewärmt und angefeuchtet, bis sie in die Lungen hineinkommt. Außerdem kommt durch die Nasenatmung ein wesentlich geringeres Quantum an Luft in die Lunge. Die Luft sollte »eingeschnüffelt« werden. Durch das Schnüffeln wird der Atemschwerpunkt von einer Sekunde zur anderen vom Brustkorb zum Bauch verlegt, und die damit zusammenhängenden Muskelgruppen werden vom Zwerchfell in Erregung versetzt. Durch das Schnüffeln erleben wir eine wirkliche Tiefatmung.

Das Zwerchfell ist die Zentralmuskulatur. Alle Organe, die das Zwerchfell umlagern, Lunge, Herz, Leber, Galle, Magen, Bauchspeicheldrüse, in der weiteren Wirkung auch die ganze Darmtraktur, werden durch das sich bewegende Zwerchfell sozusagen massiert. Die Leber wird bei tiefer Atmung förmlich ausgepreßt, und die Tätigkeit der Verdauungsdrüsen wird angeregt. Richtige Atmung bedeutet also eine Belebung der Verdauung.

Sie ist für den ganzen Stoffwechsel wichtig. Durch bewußte Atempflege können auch Stoffwechselstörungen behoben werden.

Paracelsus sagt: »Die Luft ist eine Speise des Menschen, der Himmel die andere, die Erde die dritte und das Wasser die vierte. Aus ihnen wird der Mensch erhalten, denn in ihnen wächst ihm seine Nahrung und was ihm nottut.«

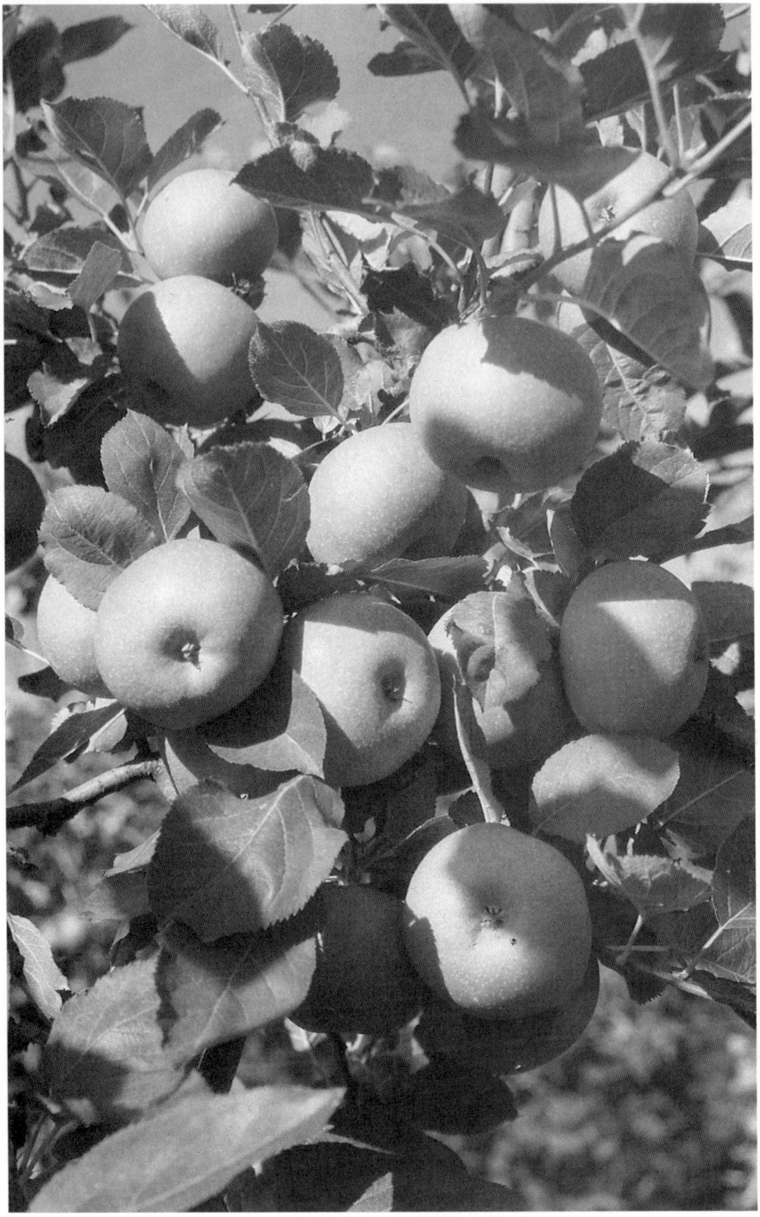

10. Besondere Gefahren

In diesem Kapitel sollen vor allem drei wesentliche Gefahren für unsere Gesundheit aufgezeigt werden. Zum ersten sind es die Giftstoffe in der Nahrung, die in den letzten Jahren erheblich zugenommen haben und eine ernstzunehmende Bedrohung unserer Gesundheit darstellen. Dann soll ein weiterer Punkt, der oft nicht genügend berücksichtigt wird, erwähnt werden: der Streß. Auch er hat eine verheerende Wirkung auf die Gesundheit. Zum dritten soll noch eine Sache zur Sprache kommen, der im allgemeinen mit Skepsis oder Ignoranz begegnet wird, die aber auch zu einer wesentlichen Gefahr für die Gesundheit werden kann: das Standortproblem.

Gifte in der Nahrung

Durch über 500 Wirkstoffe in chemischen Pflanzenschutzmitteln, die in ansteigendem Maße angewandt werden, ebenso durch unzählige Tierarznei- und Aufzuchtmittel, durch Nitratrückstände, und durch Schwermetalle usw., erwächst uns allen eine ernste Gefahr in unseren Nahrungmitteln. Die vom Menschen mehr oder weniger fahrlässig in den Haushalt der Natur eingestreuten chemischen Substanzen erweisen sich als Umweltgifte. Heute sind Feld, Wald und Flur mit solchen Giften verseucht.

Bei den Pflanzenschutzmitteln, die im Rahmen der landwirtschaftlichen Produktion eingesetzt werden, den sogenannten Pestiziden, unterscheidet man drei Arten. Da sind zuerst die Herbizide, Mittel zur Beseitigung von »Unkräutern« (vor allem im Getreide, im Rüben- und Gemüseanbau). Als zweite Gruppe die Fungizide, Stoffe zur Bekämpfung pilzlicher Schaderreger, und als dritte Gruppe die Insektizide, Stoffe zur Bekämpfung von Insekten.

Grundlage vieler Pestizide sind Chlorkohlenwasserstoffe, die noch nach Jahrzehnten im Naturhaushalt zirkulieren. Das inzwischen ergangene Verbot von DDT beweist wie gefährlich Pestizide werden können. DDT wird im Organismus der Lebewesen schwer abgebaut und lange im Fettgewebe gespeichert.

Ganz besondere Gefahren bestehen bei den verschiedenen Pflanzenschutzmitteln durch synergistische Wirkungen, das heißt durch das Zusammenwirken der einzelnen Giftsubstanzen. Bis jetzt gibt es nur zulässige Höchstwerte (Toleranzwerte) für jeden einzelnen Stoff, aber bei gleichzeitiger Aufnahme mehrerer Stoffe benötigt es eine Summentoleranz, die bis jetzt noch nicht in Betracht gezogen wurde. Außerdem sollten Pestizide, die im Inland verboten wurden, nicht exportiert werden dürfen, da sie sonst wieder mit der Importware auf unserem Tisch landen.

So besteht ständig die Gefahr, daß giftige Pflanzenschutzmittel Obst und Gemüse verseuchen. Aber auch über das Tierfutter gelangt eine Anzahl hochgefährlicher Stoffe in das Fleisch der Tiere und schließlich durch sie in den menschlichen Körper.

Mit einer Unmenge von chemischen Substanzen wird die Aufzucht von Mastvieh zur Fleischerzeugung vorangetrieben. Davon können 60 bis 80 für den Menschen gefährliche Stoffgruppen durch die herkömmlichen Methoden der Fleischuntersuchung nicht erfaßt werden. Dazu werden den Tieren mit dem Futter oder mit der Spritze synthetische Östrogene und Antibiotika, Sulfonamide oder auch Psychopharmaka zugeführt.

Antibiotika können im Tierkörper nicht vollständig abgebaut werden. Es bleiben Rückstände, die sich in Leber und Nieren und anderen Innereien sowie im tierischen Fett ablagern.

Psychopharmaka, die den Tieren auf dem Weg zum Schlachthof zur Beruhigung gegeben werden, brauchen eine notwendige Abbauzeit von etwa 1 bis 2 Tagen, was aber oft nicht eingehalten werden kann. Schlußendlich gelangen diese Arzneimittel in den menschlichen Organismus und können sich, besonders im Zusammenhang mit Alkohol, folgenschwer auswirken.

Die Belastung unserer Gewässer und Meere mit giftigen Rückständen schlägt sich in den Fischen nieder. Dies wurde bereits im 8. Kapitel erwähnt.

Eine besondere Gefahr für die Umwelt sind die Schwermetalle, vor allem Cadmium, Blei und Quecksilber. Da Pflanzen zum Wachstum Mineralstoffe benötigen, die sie aus dem Boden aufnehmen, speichern sie zugleich die sich dort abgelagerten Schwermetalle.

Cadmium gelangt außer durch industrielle Prozesse, beim Abrieb von Autoreifen, aus Müllverbrennungsanlagen, durch gewisse Fungizide und durch cadmiumhaltige Phosphatdünger in unsere Umwelt.

Allein im Rhein werden jedes Jahr etwa 112 Tonnen Cadmium ins Meer transportiert. Wasserpflanzen, Fische und Vögel reichern Cadmium um ein Vielfaches der Konzentration des sie umgebenden Wassers an. Das Cadmium im Fischkörper gelangt auch über Fischmehl, das den Tieren verfüttert wird, in die Fleischnahrung. 97% des vom Menschen aufgenommenen Cadmiums gelangt über Pflanzen- und Fleischkost, 3% aus der Luft und dem Trinkwasser in seinen Körper. Cadmium kann unter anderem besonders zu Nierenkrankheiten führen.

Blei wird von Auto- und Heizungsabgasen an die Luft abgegeben. Lebensmittel mit erhöhtem Bleigehalt werden in der Nähe stark befahrener Straßen oder in der Nähe von Industrieanlagen gefunden.

Das Blei haftet meistens auf der Oberfläche und kann in der Haushaltszubereitung zu etwa 60% abgewaschen werden. Wurzelgemüse können einen hohen Anteil an Blei enthalten, weil das Blei aus der Luft in den Boden gewaschen und von den Wurzeln aufgenommen und gespeichert wird. Blei schädigt im Körper die Zellstrukturen, die Bildung des Blutfarbstoffs, die

Atmungsorgane der Zellen (Mitochondrien) und die Funktion zahlreicher Enzyme.

Quecksilber, das mit der Nahrung aufgenommen wird, stammt meistens aus tierischen Produkten, insbesondere von den Fischen. Jährlich gelangen etwa 10 tausend Tonnen Quecksilber in die Umwelt und finden sich früher oder später im Wasser wieder, in dem es durch Mikroorganismen in das noch weit giftigere Methylquecksilber umgewandelt wird. Quecksilber ist fettlöslich und lagert sich beim Menschen hauptsächlich im Gehirn und Rückenmark ab, wodurch Nervenschäden hervorgerufen werden können.

Wenn Giftstoffe durch die Nahrung in den Körper gelangen, so muß er zur Selbsthilfe greifen. In diesem Fall können vollwertige Nahrungsmittel dazu beitragen, die Toleranz des Körpers zu erhöhen. Vor allem die Milch mit ihrem hohen Kalziumgehalt ist hierfür gut geeignet, wenn sie roh und unverfälscht ist. Kalzium ist nicht nur von hoher Bedeutung für die Knochenbildung, sondern zeigt auch einen direkten Einfluß auf die Aufnahme und Ablagerung von Cadmium und Blei und senkt deren Giftigkeit. Bei nicht ausreichender Kalziumversorgung werden Schwermetalle verstärkt im Körper absorbiert und eingelagert.

Ganz allgemein benötigt der Körper mehr Vitamine, wenn seine Schadstoffbelastung höher ist. Vitamin C z.B. hat die Eigenschaft, dem Körper Mineralien zu entziehen. Diese Eigenschaft spielt bei der Verhütung von Blutvergiftung oder als Gegenmittel für das in den Körper gelangte Blei, auch für andere giftige Mineralien, eine große Rolle. Vitamin C kann den Körper entbleien, auch Vitamin A, E und die Vitamine der B-Gruppe. Selbst in diesen Gefahren zeigt sich der hohe Wert einer vitaminreichen Vollwertkost.

Streß

Streß (aus engl. distress = Qual, Erschöpfung) entsteht durch Hektik in Beruf und Alltag, Spannung, Angst, Sorgen, Kummer,

Enttäuschung, Ärger, Verdruß, mißliche Verhältnisse und ungünstige zwischenmenschliche Beziehungen. Aber auch jäher Temperatursturz des Wetters und schwerverdauliche Lebensmittel stellen zum Teil heftige Anforderungen an die Nerven, Drüsen und an die chemischen Funktionen des Körpers. Diese Beanspruchungen wurden in dem allgemeinen Begriff »Streß« zusammengefaßt.

Um dem Streß gerecht zu werden, reagiert der Körper durch erhöhten Einsatz einiger innersekretorischer Drüsen, insbesondere durch die Nebennieren, die Schilddrüse und die Hypophyse.

Die Nebennieren reagieren in zweifacher Weise. Bei plötzlicher Gefahr geben die Nebennieren ein Hormon, nämlich Adrenalin, ins Blut ab. Durch das im Blutstrom mitkreisende Adrenalin wird der Verbrennungsprozeß angefacht, nicht nur in Millionen Gehirnzellen, sondern im ganzen vegetativen Nervensystem des Sympathikus.

So werden Zellen und Nerven gleichzeitig zu Hochleistungen angeregt, um den Körper zu sofortigem Handeln, Kampf oder Flucht, zu befähigen. Dies verursacht starkes Herzklopfen, gesteigerte Abgabe von Zucker aus der Leber ins Blut und beschleunigte Atmung.

Die Steigerung der Herzfrequenz, die Verengung speziell der Hautgefäße und die Erhöhung des Blutdrucks bewirken diese Gesamtumsatzsteigerung. Dies erfordert aber dann eine körperliche Betätigung. Am besten sind kräftige Körper- und Atemübungen oder ein intensiver Spaziergang, um den Körper von den Stauungen des Adrenalins zu entlasten und dadurch das Gleichgewicht und die ruhige Herzfunktion wieder zu ermöglichen. Bleibt das naturgegebene Adrenalin ungenutzt, wird ein unnatürliches Hineinfressen von plötzlichen Erregungen oft die Auslösung eines Herzinfarkts. Nach Dr. Robert S. Elliot ist es dann so, als ob man bei blockierten Bremsen auf das Gaspedal tritt.

Hält die Bedrohung länger an, scheidet die Nebennierenrinde ein anderes Hormon, Cortisol aus. Das ist ein Hydrocortison, dessen Wirkungen noch nicht ganz bekannt sind. Cortisol agiert langsamer als Adrenalin und sorgt für eine allmähliche Steigerung des Blutdrucks, verbraucht aber dabei lebenswichtige Substanzen wie Kalium. Außerdem unterdrückt es die Geschlechtshormone und erhöht, wie Adrenalin, die Klebrigkeit der Blutplättchen, wodurch Blutgerinnsel entstehen können.

Die Nebennieren haben etwa die Größe einer kleinen Bohne und sind Drüsen, die die Oxidation in den Körperzellen ermöglichen. Sie bestimmen die Nervenenergie und ob die Verbrennung im Körper funktionieren soll oder nicht.

Ohne Nebennierensekrete im Blut kann der Mensch nicht leben. Die Nebennieren regeln die Anzahl der roten und weißen Blutkörperchen im Blut sowie die Blutgerinnung.

Die Schilddrüse ist der Riese unter den endokrinen Drüsen und wiegt etwa 23 Gramm, etwas mehr als ein normaler Brief. Sie bestimmt, ob unsere Zellmotoren langsam oder gefährlich schnell arbeiten. Sie regelt die Oxidation in allen Körpergeweben. Sorgt die Nebenniere für die Hochleistungsenergie, so reguliert die Schilddrüse den ständigen Energieverbrauch, außerdem die Abgabe von Zucker in die Blutbahn, die Tätigkeit des Gehirns und der Sinne und das normale Zellwachstum.

Die Hypophyse hat die Größe der Fingerspitze des kleinen Fingers und nimmt eine Schlüsselstellung innerhalb der Hormondrüsen ein. In einem gewissen Sinne steuert und reguliert sie die anderen Drüsen zur Herstellung ihrer jeweiligen Hormone. Wie ein kleiner, unsichtbarer General beeinflußt sie das ganze Heer der Lebensvorgänge.

Die Hypophyse bestimmt zusammen mit der Thymusdrüse Gestalt und Größe des Körpers, regelt die Nebenniere und die Funktion der Keimdrüsen. Eine Schwangerschaft mit normalem Verlauf ist ohne Mitwirkung der Hypophyse undenkbar. Man könnte sagen: Das Leben versiegt, wenn die Hypophyse versagt.

Wir wiederholen: In einer besonderen Streßlage reagieren

Das endokrine System

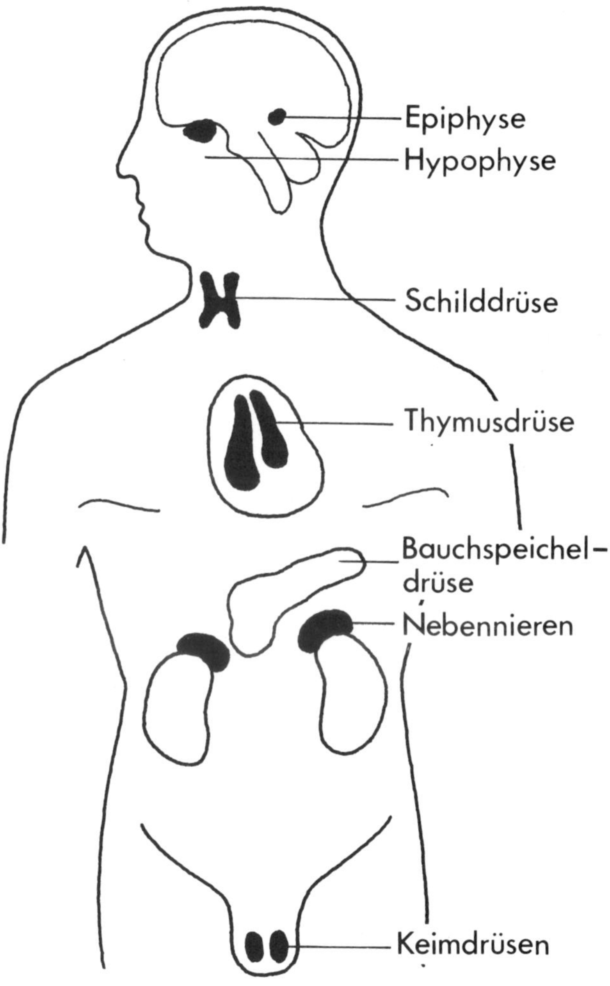

die Drüsen. Durch die gesteigerte Hormonproduktion läuft der menschliche Motor auf Hochtouren, und wie im Krieg werden alle Kräfte mobilisiert. Die Funktionen, die sonst für den Aufbau sorgen, werden herabgesetzt oder gänzlich eingestellt und die Energien werden für die Angriffs- und Verteidigungskräfte verbraucht. Wird der Körper ständig in einer Streßlage gehalten und auf höchste Anspannung eingestellt, wird den Zellen das nötige Quantum Nahrung vorenthalten, das sie haben müßten, um Reserven aufzubauen.

Gegen Streß kann man Verschiedenes tun: sich entspannen lernen, sich ausschlafen, sich regelmäßig bewegen, Pausen einlegen, sich nicht künstlich aufputschen durch Koffein, Nikotin, Alkohol und Medikamente, auf das Normalgewicht achten und eine leichtverdauliche vollwertige Gesundkost wählen. Zudem sollte man sich einüben, ständig eine positive Stimmung und innere Ausgeglichenheit zu haben.

Das Standortproblem

In die Betrachtung über »Ernährung und Vernunft«, hier unter dem besonderen Teilaspekt der Erhaltung oder Wiedergewinnung der Gesundheit, beziehen wir ein Problem mit ein, das in diesem Zusammenhang nicht unerwähnt bleiben darf: das sogenannte Standortproblem. Es handelt sich um die mögliche Störung des Schlaf- oder Arbeitsplatzes durch veränderte, dadurch gesundheitsschädigende Umgebungsstrahlung.

Dr. Dieter Aschoff berichtet von einer Patientin, die sich seit Kriegsende nur von biologischen Nahrungsmitteln aus dem eigenen landwirtschaftlichen Betrieb ernährte. Dieser war nie mit Kunstdünger oder Chemikalien in Berührung gekommen. Trotz der optimalen Ernährung und ihres ständigen Aufenthaltes in frischer, von Industrieabgasen nicht beeinträchtigter Luft, erkrankte die Patientin schwer. Als Ursache stellte sich heraus, daß sie auf einer geopathischen Störzone schlief, wie von mehreren Rutengängern und durch den elektromagnetischen Bluttest festgestellt wurde.

Nach Ansicht von Univ. Prof. Dr. med. Johann Kugler ist es heute absolut einwandfrei erwiesen, daß gewisse Störungen im erdmagnetischen Feld über Wasseradern krankhafte Reaktionen im Menschen auslösen können.

Wie verhält sich dies im einzelnen?

Während des Tages wechseln wir mehr oder weniger ständig den Standort, unser Schlafplatz aber ist der Ort, an dem wir während der Nacht viele Stunden in fast unveränderter Haltung verbringen.

Tag und Nacht erreicht uns eine Strahlung aus dem Kosmos, ebenso eine Strahlung aus der Erde, denn auch die Erde gibt Energie ab. Man spricht allgemein von der Wärmeausstrahlung des Bodens. Diese Strahlung ist ohne weiteres im Infrarotbereich technisch meßbar. Die Wärmestrahlung entsteht beim radioaktiven Zerfall von Bodenmolekülen in der Erdkruste und wird als Neutronenstrahlung im Boden teilweise in Mikrowellenstrahlung umgewandelt, aus dem sie als solche austritt. Diese elektromagnetische Umgebungsstrahlung erreicht mit der kosmischen Strahlung alle biologischen Systeme, so auch den menschlichen Körper und ist für die Erhaltung des Lebens notwendig.

Wenn sich im Boden fließendes Wasser durch Poren des Gesteins hindurchzwängt, bilden sich Wirbel aus und es entsteht ein unregelmäßiges Pulsieren. Das im Boden sich bewegende Wasser erzeugt einen sogenannten »Strömungsstrom« mit elektrischen und magnetischen Feldern. Es kommt zu einer positiven Ladung der Wassermoleküle und zur Ausbildung eines flußaufwärts gerichteten elektrischen Feldes. Dieses elektromagnetische Feld rings um die Wasserader bewirkt eine Ablenkung und Bündelung des aus den tiefen Schichten der Erde kommenden »Neutronenstroms«. Die elektromagnetische Strahlung tritt dabei nicht mehr gleichmäßig, sondern gequantelt auf, d.h. sie zeigt sich in hochfrequenten Bündeln oder Streifen.

Die so veränderte Mikrowellenstrahlung kann je nach Stand-

Mikrowellenstrahlung der endokrinen Drüsen über neutraler Stelle

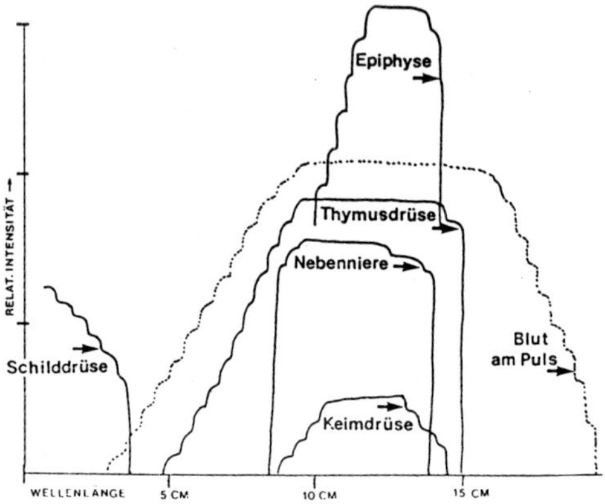

über Störstelle

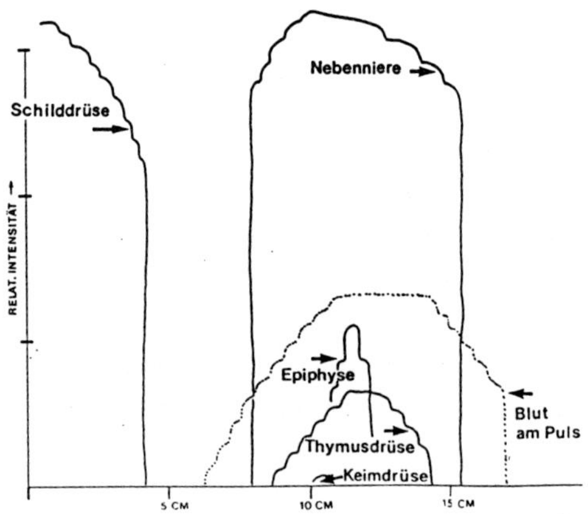

(nach R. Endrös)

ort, auf den schlafenden Körper langfristig einwirken und ihn schädigen.

Unser Körper ist nicht nur ein physikalisch-chemisches System mit 10 Billionen Zellen, sondern auch ein dynamisches System. Dieses dynamische System ist mit hochspezialisierten Zellen ausgestattet, die in ständiger Aktivität miteinander korrespondieren. Besonders die zwei übergeordneten Steuersysteme, nämlich das Hormonsystem und das vegetative Nervensystem halten durch ein ständiges Wechselspiel von elektrischer Ladung und Entladung alle lebenswichtigen Vorgänge aufrecht.

Nach den in der UdSSR veröffentlichten Arbeiten von Presmann sind Mikrowellen für die Informationsübertragung in den Zellen verantwortlich.

Wie bereits gesagt, wirkt normalerweise eine elektromagnetische Umgebungsstrahlung, vor allem die des Mikrowellenbereichs, in diesem Sinne auf die molekulare Struktur jeder Körperzelle ein.

Wirkt aber eine unphysiologische, gequantelte Strahlung mit erhöhter Intensität auf den menschlichen Körper ein, werden, wie bei sonstigen Gefahren, gleich einem Katastrophenschutz von den Drüsen Hormone ins Blut ausgeschüttet. Es kommt dadurch zu einer erhöhten Aktivität der Drüsen. Durch die Einwirkung von Intensitätsspitzen der hochfrequenten elektromagnetischen Strahlung können bei einem Daueraufenthalt am Schlafplatz zwar nicht der ganze Organismus, aber doch einzelne Organe oder Gelenke oder Muskelpartien mit der Zeit geschädigt werden.

Es ergibt sich, wie wir bei der Streßsituation gesehen haben, eine sprunghafte Aktivität der Nebennieren, ebenso wird auch die Schilddrüse übermäßig aktiv. Eine unausgeglichene Funktion der Schilddrüse kann übrigens auch psychische Erkrankungen auslösen.

Somit ist durch Messungen, die ich persönlich miterlebt habe, erwiesen, daß eine veränderte, gebündelte und intensivierte Umgebungsstrahlung wie Dauerstreß wirkt.

Im letzten Abschnitt wurde gezeigt, daß Streß eine Art Kriegszustand ist, in dem der Körpermotor auf Hochtouren läuft und seine Energien verbraucht. Kommt dann in diesem für den Körperhaushalt geschwächten Zustand noch eine weitere Belastung hinzu, bricht er zusammen.

Der österreichische Arzt Dr. Lothar R. von Kolitscher sagt, daß durch starke Störzoneneinflüsse die Abwehrkraft des Menschen geschwächt wird und mit der Zeit dann jede Krankheit aufkommen kann.

Bei nächtlichen Schlafstörungen oder körperlichen Beschwerden und chronischen Krankheiten geben einige Ärzte den Rat zur Bettumstellung »auf gut Glück«. Bei vielen Patienten beobachten sie dann nachher eine Besserung. Auch bei Säuglingen und Kleinkindern, wenn sie nachts schreien oder weinen, sollte man das Bett umstellen. An sich haben Säuglinge und Kleinkinder noch eine natürliche Strahlenfühligkeit und weichen, soweit es möglich ist, selbst im Schlaf den bestrahlten Plätzen aus. Nach Forschungen der österr. Pädagogin Käthe Bachler kann sogar Schulversagen die Folge von geobiologischen Einflüssen sein.

Viele Tiere sind äußerst strahlenempfindlich. Vor allem Pferde, Kühe und Schweine zeigen auf gestörten Plätzen Sterilität, struppiges Fell und Gelenkrheumatismus. Hunde sind spezielle Reizzonenflüchter. Es ist bekannt, daß Nomaden den nächsten Zeltplatz nur dort errichten, wo sich die Hunde niederlassen.

Unzählige Pflanzen und Bäume gedeihen nicht oder zeigen Wachstumsstörungen, weil sie auf Störzonen stehen. Obstbäume entwickeln auffallend starke Wassertriebe und Nadelbäume werden kernfaul.

Zu den Störzonen ist noch zu sagen, daß sich eine natürliche Netzstruktur eines Magnetfeldes über den ganzen Globus zieht. Es ist ein unsichtbares Netzgitter von festen Abmessungen, dessen Nord-Südausdehnung 2 Meter und dessen Ost-Westausdehnung 2.50 Meter messen. Im Innern der Rechtecke findet sich eine neutrale Zone mit ungestörtem Mikroklima. Der Netzstreifen selber hat eine Breite von 21 Zentimetern.

So ist verständlich, daß manchmal schon eine geringfügige Bettumstellung den Körper aus der Gefahrenzone herausholt. Von besonderer Gefahr sind die sogenannten Kreuzungspunkte des Globalnetzgitters, wenn sie mit einem Reizstreifen der veränderten Bodenausstrahlung über fließendem Wasser, zusammenkommen. Dann ergibt sich eine akkumulierte Strahlung, die besonders schädlich wirkt.

Dr. Aschoff hat bewiesen, daß Menschen, die auf Reizstreifen schlafen, elektrisch schwingendes Blut, solche die nicht auf Reizstreifen liegen, magnetisch schwingendes Blut aufweisen.

Zum Abschluß wäre noch zu erwähnen, daß es neben den Störungen durch eine veränderte elektromagnetische Umgebungsstrahlung auch noch elektrisch gestörte Felder gibt. Sie können durch ein elektrisches Kabel, das in der Nähe eines Bettes verläuft, oder von einem elektrischen Gerät, Radio, Uhr usw. verursacht werden. Selbst wenn die Geräte nicht direkt eingeschaltet sind, geht doch eine Feinstrahlung davon aus und solche Feinströme stören körpereigene Rhythmen. Besondere Vorsicht ist nachts geboten, wenn der Körper regenerieren will. Es ist ratsam, entweder den Strom im Schlafzimmer durch einen Netzfreischalter ganz abzuschalten, oder die Geräte, besonders in der Nähe des Kopfes, zu entfernen.

Auf alle Fälle sollte man versuchen, solche Streßsituationen für den Körper zu vermeiden und ihm die Gelegenheit geben, daß er sich ohne Störung durch einen gesunden Schlaf regenerieren kann.

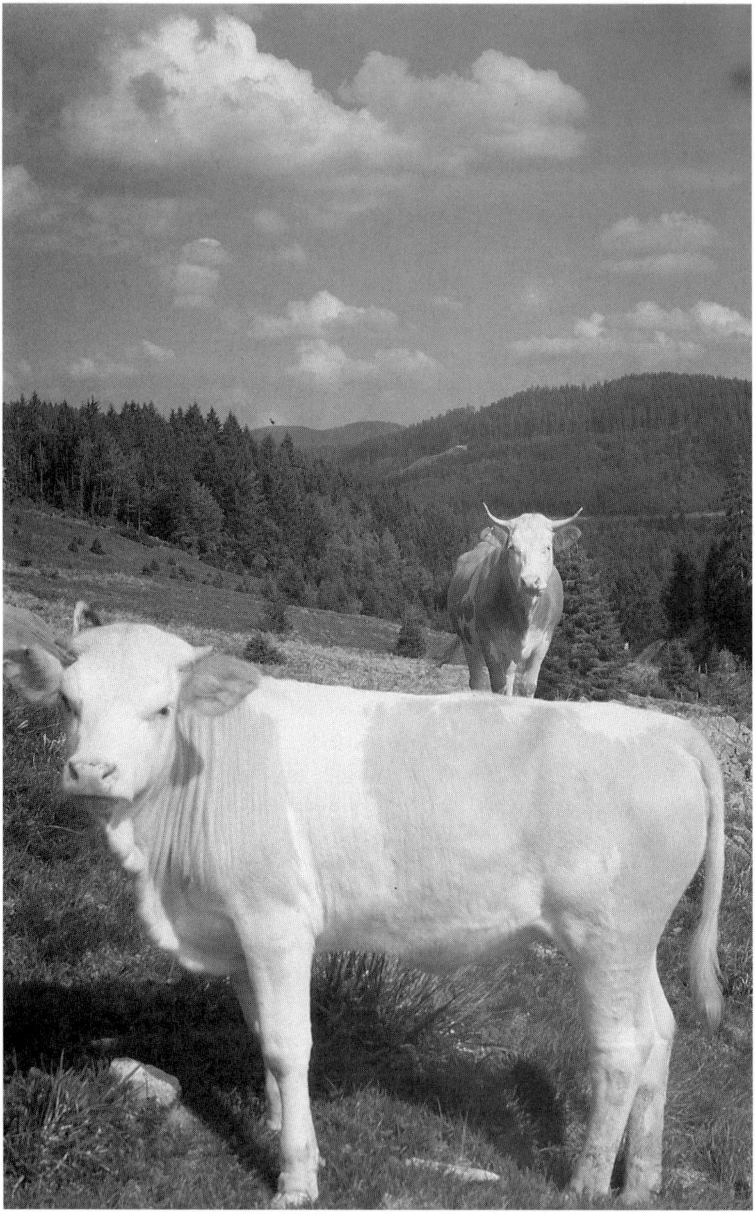

11. Ernährung und Gewissen

Mit diesem Kapitel verlassen wir unsere Betrachtungen über die Zusammenhänge von »Ernährung und Gesundheit« und wenden uns einer Frage zu, die ich als »Ernährung und Gewissen« bezeichnen möchte.

Gewissen ist ein unterschiedlich aufgefaßter Begriff. Im allgemeinen versteht man darunter das Gefühl und Bewußtsein vom sittlichen Wert oder Unwert des menschlichen Verhaltens. Mahatma Gandhi brachte einmal zum Ausdruck: »Wer seine Ernährung auf Tiermord aufbaut, hat Mangel in der Feinfühligkeit des Gewissens und verbaut sich die höchsten Möglichkeiten innerer Entfaltung.«

Die Ernährung aus ethischer Sicht

Jeden Tag werden Tausende unschuldiger friedliebender und wehrloser Geschöpfe geschlachtet, im allgemeinen nicht um die notwendige Nahrung zu sichern, sondern um die Nahrungsgewohnheiten der Menschen zu stillen. Allein in den USA werden in einem Jahr so viele Tiere geschlachtet, wie Menschen auf der Erde leben. Wie bereits gesagt, verzehrt jeder Amerikaner jährlich etwa so viel Fleisch wie sein Körpergewicht ausmacht.

Das weltweite Schlachten wird damit gerechtfertigt, daß man es als human bezeichnet. Ob man human mit Schlachtung überhaupt auf einen Nenner bringen kann, ist fraglich, denn human bedeutet Mitgefühl, Sympathie und Achtsamkeit gegenüber anderen Menschen und Geschöpfen. Die Achtung vor den

Rechten anderer hört nicht beim Menschen auf, sondern alles Leben verdient Achtung, Mitgefühl und Ehrfurcht.

Brigid Brophy schreibt in ihrem Buch »The Rights of Animals«: »Selbst wenn wir unsere Mindestpflicht erfüllen und keinen Schmerz zufügen, haben wir meiner Meinung nach kein Recht, Tiere zu töten. Ich weiß, ich hätte kein Recht, Sie zu töten, selbst wenn es schmerzlos geschähe. Stellen Sie sich vor, ich dürfte Sie töten, bloß weil Sie mir gut schmecken würden! Ich bin nicht befugt zu beurteilen, ob Ihnen Ihr Leben mehr wert ist als dem Tier das seine.«

Sehr viele Tiere züchtet man nur mit dem Ziel, sie bald zu schlachten und dabei werden die Bewegungsmöglichkeiten des Tieres radikal eingeschränkt. Bei Schweinen wird die normale Lebensdauer von 10 bis 12 Jahren auf 4 bis 6 Monate verkürzt. In dieser Zeit dürfen sie auf engstem Raum nur fressen, trinken und zunehmen. Schweine sind aber intelligente und empfindsame Tiere, die auf Streß und Langeweile intensiv reagieren.

Es gibt Hühner, die nie das Tageslicht sehen oder den natürlichen Erdboden fühlen. Sie haben nur eine Wahl, das mit chemischen Zusätzen und Antibiotika versehene Futter zu fressen. In den riesigen Hühnerhäusern, wo jedem Huhn oder Brathähnchen nur ganz wenig Bodenfläche zur Verfügung stehen, müssen sie sich durch die Körperwärme selbst aufheizen.

Da auch bei ihnen Streßsituationen entstehen, werden sie häufig krank und hacken einander heftig. Damit sie sich nicht zu sehr schaden, wird ihr Schnabel mit einem elektrisch erhitzten Messer beschnitten.

Kälber werden oft 3 bis 4 Tage nach der Geburt der Mutter weggenommen, obwohl auch sie die Zuneigung und den Hautkontakt der Mutter brauchen. Das Kalb wird in einen Lattenverschlag mit nacktem Boden ohne Stroh oder andere Unterlagen gesperrt, gerade groß genug zum Stehen oder Liegen. Zum Ausstrecken ist kein Platz, das Tier kann sich oft nicht einmal umdrehen.

Weißes, zartes Kalbfleisch kommt von einem schlecht ernährten, blutarmen Tier. Es wird mit einer eisenarmen Flüssigkeit aus Trockenmilch und verschiedenen Zusätzen ernährt. Zudem stehen manche Kälber in dunklen Ställen und verlassen ihr Gefängnis erst, wenn sie schlachtreif sind.

Wenn für andere Tiere ein Gesetz gilt, das sie vor grausamer Behandlung schützt, so gibt es wenig Schutz für inhumane Aufzucht- und gewissenlose Schlachtmethoden für Schlachttiere. Meist wird das Vieh beim Schlachten nur betäubt, damit das Herz noch lange schlägt und man möglichst viel Blut aus dem Körper herauspumpen kann. Das bewußtlose Tier wird gebunden, an den Hinterbeinen aufgehängt und schnell mit einem langen, zweischneidigen Messer in die Brust oder in den Hals gestochen.

Hühner werden in großen Geflügelschlachthäusern mit den Füßen an einem Fließband oder einer Kette befestigt, bei vollem Bewußtsein durch den Raum transportiert, bis ihre Hälse von einem messerschwingenden Menschen oder einer sich maschinell bewegenden Klinge durchschnitten werden, daß die Köpfe nur noch lose am Hals hängen.

Das Töten der Tiere ist ein häßliches Geschäft, vor allem weil es ohne Notwendigkeit geschieht. Christian Morgenstern hatte folgende Überzeugung: »Wenn der modern Gebildete die Tiere, deren er sich als Nahrung bedient, selbst töten müßte, würde die Anzahl der Pflanzenesser ins Ungemessene steigen.«

Die Gewissensfrage besteht darin, ob der Mensch zu seiner Ernährung unbedingt das Fleisch der Tiere braucht, oder ob er ohne dasselbe gesund leben kann. Im Laufe dieses Buches wurde gezeigt, daß pflanzliche Nahrung, wenn sie als Vollwertkost und so naturbelassen wie möglich verzehrt wird, Fleischnahrung überflüssig macht.

Der schwedische Arzt Axel Munthe schreibt in seinem Buch »San Michele«, daß die Tiere das gleiche Recht haben zu leben wie wir und daß die Zeit kommen wird, da bei den Menschen das Vergnügen am bloßen Töten aussterben wird. Solange dies noch vorhanden ist, hätten sie kein Recht, sich zivilisiert zu nennen.

Die Ernährung aus biblischer Sicht

In der Heiligen Schrift wird gleich im Schöpfungsbericht darauf hingewiesen, daß der Mensch herrschen sollte über die Fische im Meer, über die Vögel des Himmels und über alles Lebendige, was auf Erden kriecht. Dieses Herrschen ist im Sinne von »Walten über«, von Dienen zu verstehen, sozusagen als Schirmherr. Was dem Menschen untergeben war, sollte bewahrt und beschützt werden.

Zur Ernährung wird anschließend gesagt (1. Mos. 1: 28–29): »Siehe, ich habe euch alles Gewächs auf Erden gegeben, das Samen trägt, auch alle Bäume, an welchen Früchte sind, die Samen tragen; sie sollen euch zur Nahrung dienen.« Es war also ursprünglich keine Rede davon, die Fische, die Vögel und alles was lebt, zu töten und zu verspeisen.

Viel später, nach der Sintflut, wurde dann durch die Umstände bedingt, dem Menschen gesagt: »Alles, was sich regt und lebt, soll euch zur Nahrung dienen, wie das grüne Kraut habe ich es euch gegeben zur Speise. Nur esset das Fleisch nicht, während seine Seele, sein Blut noch in ihm ist.« (1. Mos. 9:2–4)

Als das Volk Israel auf der Reise vom Land der Knechtschaft in das Land der Verheißung war, gab Mose am Berg Sinai die 10 Gebote. In diesen 10 Geboten war ein Gebot eingeschlossen, welches sagt: »Du sollst nicht töten!« Damit war ein Signal gesetzt zu einer Verhaltensweise, die den Menschen vom Fluch befreien sollte. Es wurde ihm verheißen: »Wenn du meine Gebote beachtest, wirst du gesegnet sein, wenn du sie nicht beachtest, wirst du verflucht sein.« (5. Mos. 28:1–3) Aber nicht Gott würde die Menschen verfluchen, sondern die Nichtbefolgung des göttlichen Sittengesetzes würde automatisch negative Auswirkungen haben. Gott läßt allen vernunftbegabten Wesen die Freiheit, sich für eine Handlungsweise zu entscheiden, aber er macht aufmerksam auf das Gesetz von Saat und Ernte. (Siehe das Buch: Vom wahren Sinn des Lebens)

Die negativen Auswirkungen des Fluches hat das Volk Israel kurze Zeit nach der Gesetzgebung selbst erfahren, als es auf seinem Wüstenzug nach Fleisch verlangte. Täglich wurde den Israeliten Mannah gegeben, eine Speise, die an Honigkuchen erinnert. Aber damit waren sie nicht zufrieden, obwohl dies in der tropischen Hitze der Wüste die günstigste Nahrung für sie war. Sie hatten Verlangen nach Fleisch und töteten die von ihrem langen Vogelzug ermatteten Wachteln. Sehr viele Israeliten starben an dem in den Wachteln durch Streß erzeugten Gift.

Immer wieder haben einzelne Persönlichkeiten im Alten Bund sich an die Befolgung der göttlichen Gebote gehalten.

Von Daniel und den 3 Hebräern, Sadrach, Mesach und Abednego, wird berichtet, (Daniel 1:6–20) daß sie als Gefangene in Babylon ausgewählt wurden, an der Tafel von König Nebukadnezar zu speisen. Doch sie wollten sich nicht mit des Königs Fleischspeisen und Wein verunreinigen und baten den obersten Kämmerer, nur Gemüse essen und Wasser trinken zu dürfen. (Wassertrinken hat schon eine lange Tradition, siehe Kapitel 5: Die Flüssigkeitsfrage)

Der oberste Kämmerer aber befürchtete, wie viele Menschen auch heute, daß, wenn sie keine Fleischspeisen bekämen, ihr Aussehen weniger gut wäre als das der anderen jungen Männer. Da baten sie, es mit ihnen doch 10 Tage zu versuchen, um dann den Unterschied festzustellen. Nach den 10 Tagen stellte man fest, daß sie besser aussahen als die anderen, und es wurde ihnen zugestanden, sich fleischlos zu ernähren.

Nach drei Jahren ihrer Speisekost erwies sich, daß diese jungen Männer geschickter waren als die anderen und eine erstaunliche Intelligenz besaßen. Daniel bekleidete dann bei mehreren aufeinanderfolgenden Regierungen eine einflußreiche Stellung. Er selbst fastete in entscheidenden Momenten und enthielt sich leckerer Speise und Fleisch und Wein kamen nicht über seine Lippen. (Dan. 10:3)

In den Apokryphen wird berichtet im 2. Kapitel der Makkabäer (sie sind in manchen Bibelausgaben enthalten), daß 7 Brüder samt ihrer Mutter gefangen und gefoltert wurden und gezwungen werden sollten, Schweinefleisch zu essen. Doch sie starben lieber unter entsetzlichen Leiden, als wider das väterliche Gesetz zu handeln.

Wenn das mosaische Gesetz verbietet zu töten, so steht nirgends, daß sich dies nur auf Menschen beschränkt. Wieviel mehr sollte in der Erkenntnis des Evangeliums, das sich auch auf das mosaische Gesetz stützt und das darüber hinaus einlädt, das Gute zu tun, die Gewissensfrage bestehen, daß man allen Geschöpfen ein Wohltäter ist. Wenn ich aber allen Mitgeschöpfen mich als Wohltäter erweisen möchte, darf ich vom christlichen Standpunkt aus nicht nur selber kein Totschläger sein, sondern den Totschlag auch nicht irgendwie begünstigen, indem ich z.B. das von andern Totgeschlagene kaufe oder verzehre.

Jedoch ist dies ein ganz persönlicher Standpunkt. Der Apostel Paulus sagt im 1. Korintherbrief (1. Kor. 8:13): »Darum, wenn eine Speise meinem Bruder zum Anstoß wird, so will ich lieber in Ewigkeit kein Fleisch essen, damit ich meinem Bruder keinen Anstoß gebe.«
Man vergegenwärtige sich, daß nichtchristliche Religionen den Fleischverzehr aus Motiven des Mitgefühls und des Gefühls für alles Lebendige ablehnen. Für strenggläubige Hindus ist die Tötung eines Tieres das gleiche wie die Tötung eines Menschen. Auch der Prophet Jesaja sagt im 66. Kapitel Vers 3: »Wer einen Ochsen schlachtet ist wie einer, der einen Menschen erschlägt.«

Ein zeitgenössischer Philosoph, Peter Singer, meint zu diesem Thema: »Wenn ein Lebewesen leidet, gibt es keine moralische Rechtfertigung, dieses Leiden nicht zur Kenntnis zu nehmen.«

12. Ernährung und Gesellschaft

Im letzten Kapitel ging es um Ernährung und Gewissen, wobei wir in erster Linie das normative Gewissen und das christliche Gewissen ansprachen. Aber es gibt noch den weiteren Standpunkt, den wir in diesem letzten Kapitel betrachten wollen, nämlich den des sozialen Gewissens.

Wir tragen nicht nur für uns selbst und für die Tiere eine Verantwortung, sondern auch für unsere Mitmenschen. Man muß sich deshalb fragen, ob ein Zusammenhang besteht zwischen den 40 Millionen Menschen, die jedes Jahr an Hunger und Fehlernährung sterben und unseren Ernährungsgewohnheiten.

Würde für jeden Menschen, der letztes Jahr an Hunger starb, nur eine Schweigeminute eingehalten, dann müßten wir das ganze Jahrhundert hindurch und darüber hinaus im Schweigen verharren.

Ein Ernährungsforscher der Havard Universität in den USA stellte fest, daß, wenn der Fleischverzehr nur um 10 Prozent eingeschränkt würde, genug Getreide vorhanden wäre, um 60 Millionen Menschen zu ernähren.

Welternährung und Hungersnot

Die Frage der Nahrungssicherung einer ständig wachsenden Weltbevölkerung, jeden Tag kommen über 200 000 und im Jahr etwa 80 Millionen neue Esser hinzu, ist ein zentrales Problem. Denn, wenn einerseits die Weltbevölkerung rapide zunimmt, man rechnet bis zum Jahre 2000 mit 6,2 Milliarden Menschen, dann steht demgegenüber, daß sich die Nahrungsflächen nicht vergrößern, ganz im Gegenteil, jedes Jahr gehen Tausende von Hektar Ackerboden durch Erosion verloren. Deshalb stellt die Ernährung der Weltbevölkerung eine der brennendsten Fragen der Zukunft dar. Hier tragen die Industrienationen eine ganz entscheidende Verantwortung.

Der wachsende Fleischkonsum in den reichen Ländern wirkt sich unmittelbar auf das Ernährungsgleichgewicht auf der Erde aus. Es ist allgemein bekannt, daß man um ein Kilo Rind- oder Schweinefleisch zu erzeugen, 7 Kilo Getreide benötigt. Zur Erzeugung einer einzigen Fleischkalorie müssen etwa 7 bis 8 pflanzliche Kalorien geopfert werden, für Mastviehfleisch sogar 16 Futterkalorien. Dabei verbraucht die Fleischproduktion auch erschreckend viel Wasser.

In westlichen und östlichen Industriestaaten werden jährlich 371 Millionen Tonnen Getreide verfüttert, das ist mehr Getreide, als alle Menschen in den Entwicklungsländern zusammen verzehren.

78 Prozent unseres Getreides fressen also die Tiere. Aus etwa 20 Millionen Tonnen pflanzlichem Eiweiß, das Menschen zur Nahrung dienen könnte, das aber an die Tiere verfüttert wird, werden nur 2 Millionen Tonnen tierisches Eiweiß gewonnen. Die verlorenen 18 Millionen Tonnen würden fast das gesamte Eiweißdefizit der Erde decken. Die Hälfte der Produktion des Ackerlandes in den USA wird an Tiere verfüttert. Justus Liebig brachte einmal zum Ausdruck, daß der fleischessende Mensch zu seiner Erhaltung eines ungeheuren Gebiets bedarf, weiter und ausgedehnter noch als der Löwe und der Tiger.

Damit wir uns eine Vorstellung vom Ernährungsproblem machen können, sei dieser Vergleich, den Frau Lappé in ihrem Buch »Die Ökodiät« erwähnt, hier angeführt: »Wenn sie vor einem 220 Gramm schweren Steak sitzen und es sich schmekken lassen, sitzen im gleichen Raum 45 bis 50 Menschen vor leeren Tellern. Für die Futterkosten ihres Steaks könnte man jeden der 50 leeren Teller mit einer Tasse gekochten Getreides füllen.«

Pflanzennahrung und Tiernahrung

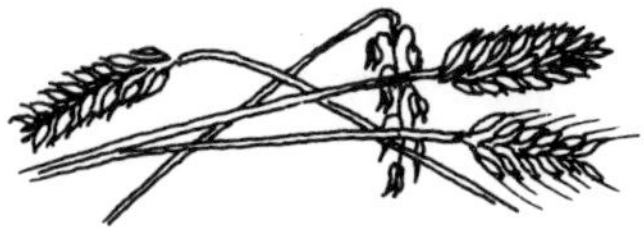

Pflanzennahrung
ernährt

100 Menschen

über den Umweg Rind und Milch	durch Hühner und Eier	durch das Schwein
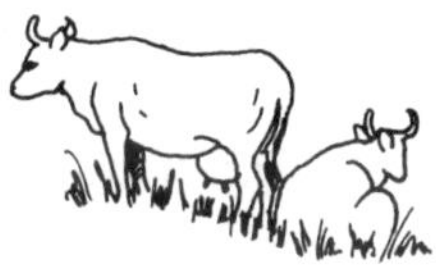	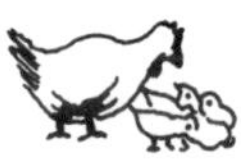	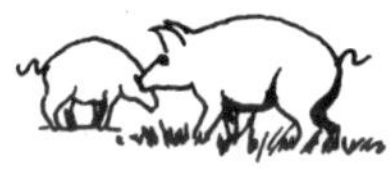
30 Menschen	**12** Menschen	**8** Menschen

Etwa 90% der Pflanzennahrung gehen verloren, wenn wir auf dem Umweg über das Fleisch davon leben.

Würden alle Menschen so viel verbrauchen wie die Industrienationen, reichten die Vorräte der Welt nur für 2 Milliarden Menschen. Das wäre gerade die Hälfte der heutigen Weltbevölkerung. Die Zahl der gut Ernährten wird mit etwa 450 Millionen angegeben.

Neuere UNO Schätzungen deuten auf die Möglichkeit einer starken Zunahme der in absoluter Armut befindlichen Bevölkerung von ca. 800 Millionen auf etwa 1 Milliarde; das bedeutet zunehmenden Hunger innerhalb dieses Jahrzehnts. Etwa 70 Prozent aller Hungernden leben in Asien, ca. 20 Prozent in Afrika und 10 Prozent in Lateinamerika. Im Verhältnis zur Bevölkerungszahl ist Hunger besonders in Afrika weitverbreitet, wo sich die Ernährungslage rapide verschlechtert.

Den Menschen in den unterentwickelten Ländern stehen pro Person und Jahr etwa 180 kg Getreide zur Verfügung. Wir verbrauchen etwa 1000 kg Getreide, davon werden etwa 10% direkt der menschlichen Ernährung zugeführt, 90% zur Erzeugung von Fleisch, Milch und Eier verwendet oder industriell weiterverarbeitet.

Zwanzig Gramm Eiweiß ist das Minimum, das ein Mensch pro Tag braucht. In der Bundesrepublik nehmen die Menschen im Durchschnitt täglich 82,5 Gramm, davon 54,9 Gramm tierisches Eiweiß zu sich. In Indien dagegen stehen pro Kopf nur 6 Gramm tierisches Eiweiß zur Verfügung.

Der Ernährungswissenschaftler René Dumont gibt zu bedenken: »Es ist kaum vorstellbar, daß wir uns mit mehr Fleisch vollstopfen, als wir brauchen, um den Kindern der Armen das für die Entwicklung des Gehirns notwendige Eiweiß vorzuenthalten.«

Da 70 Prozent der Eiweißzufuhr von der Bevölkerung der dritten Welt in Form von Getreide zu sich genommen werden, müssen wir uns fragen, ob in den reichen Ländern nicht aus ernährungsökonomischen ebenso wie aus ethischen Gründen der Verteilergerechtigkeit eine Einschränkung des Fleischverbrauchs geboten ist.

Erwägungen für die Zukunft

Die ständig wachsende Erdbevölkerung und die weiter sich verknappenden Nahrungsflächen werden, wie schon gezeigt, die Hauptprobleme der Zukunft sein. Da überall, auch in den Industriestaaten, die Kaufkraft nachläßt, sollten als dringendstes Gebot billige Lebensmittel, die ernährungsphysiologisch ausreichend sind und die auch von den Konsumenten akzeptiert werden, in genügender Menge beschafft werden. Dies leisten naturbelassene Lebensmittel.

Nun aber entwickeln sich die Eßgewohnheiten zur Zeit in der falschen Richtung. Die Entwicklungsländer wollen reicher werden und wie die Industrieländer mehr Fleisch konsumieren.

Die Agrarmethoden der fleischessenden Nationen haben neben einer enormen Wasservergeudung einen großen Aufwand an Düngemittel und Pflanzenschutzmittel, die wie bekannt, ein sehr ernstes Risiko darstellen.

Nach Prof. Günter Lehmann (Saarbrücken) werden die Entwicklungsländer trotz intensiver Agrarhilfe das Ernährungsproblem allein auf Getreidebasis nicht lösen können. Maniokwurzeln mit ihrer großen Ausbeute an Stärke und Sojabohnen mit ihrem hohen Gehalt an wertvollem Eiweiß sowie Brot aus Stärkemehl unterschiedlicher Herkunft gemeinsam mit Sojamehl oder Mischungen mit Weizenmehl, können die Grundlage der Ernährung für die kommenden Jahrzehnte bilden.

Die Entwicklungsländer müßten also, um den Hunger zu beseitigen und die erforderlichen Arbeitskalorien bereitzustellen, schwerpunktmäßig die Förderung einheimischer Nahrungsmittel vorantreiben. Besonders der Anbau von Soja und Maniok, die pro Hektar die höchsten Eiweiß- und Stärkeausbeuten ergeben und somit die billigsten Großernten garantieren, ist zu fördern.

In den heute schon sehr dichtbesiedelten Gebieten steht also in Zukunft die Frage an, wie viele noch mit Futtergetreide oder mit Grünfutter genutzte Flächen besser für die soeben erwähnten Pflanzenprodukte verwendet werden. Solange allerdings

Fleischprodukte einen höheren Erlös erzielen, werden die Erzeuger sich schwer umstellen.

Trotz allem kann der Übergang zu pflanzlicher Ernährung viele Menschen vor dem Hunger retten, wenn die Menschen und ihre Regierungen zu den nötigen sozialen und politischen Änderungen bereit sind.

Es ist überhaupt eine Frage, ob sich die Menschheit in Zukunft noch »Luxus-Eiweiße« in Form von Fleischnahrung leisten kann.

Die Menschheit wird ihre Eßgewohnheiten ändern müssen. Die reichen Nationen müssen mit dem Überkonsum aufhören und den Eiweißbedarf mehr als bisher mit pflanzlichen Produkten decken. Auch die armen Nationen müssen, wenn sie überleben wollen, überzeugt werden, daß neben Reis und Getreide auch noch andere pflanzliche Produkte für sie günstig und notwendig sind.

Natürlich wird es nicht möglich sein, die Ernährungsweise von heute auf morgen zu ändern und umzustellen. Aber mit kleinen Schritten beginnt allmählich der Veränderungsprozeß in Gang zu kommen.

Das soziale Gewissen sollte uns bewegen, in unserer Zeit, in der in so vielen Teilen der Welt große Not herrscht, alles »Zuviel« denen zukommen zu lassen, deren Hunger zu stillen eine Frage der schlichtesten Solidarität ist. Dieser »Verzicht« wird uns nebenbei dazu dienen, durch ein etwas genügsameres Leben mehr körperliches Wohlbefinden zu erlangen.

Unsere persönlichen Eßgewohnheiten beeinflussen übrigens auch unsere Mitmenschen. Wenn wir zu einer vollwertigen Gesundkost übergehen, kann das Beispiel, das wir geben, auch ein Beitrag zur Gestaltung einer ernährungsbewußten Zukunft sein.

gesammelte rezepte für die gesundkost

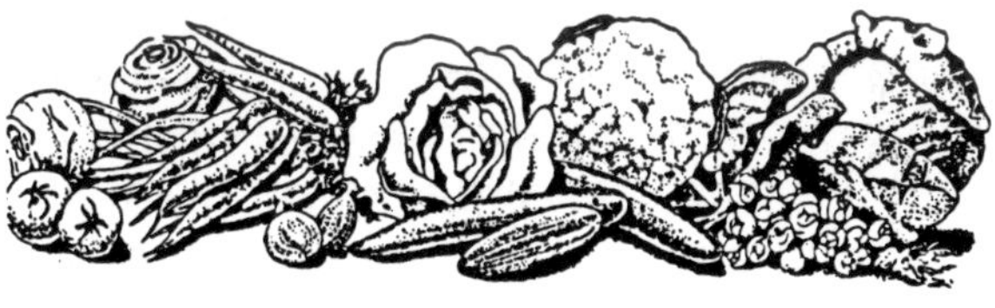

Die Vernunft beginnt
bereits in der Küche.
F. Nietzsche

Wer nicht jeden Tag etwas Zeit
für die Gesundheit aufbringt,
muß eines Tages sehr viel Zeit
für die Krankheit opfern.
(Pfarrer Kneipp)

Es gibt zahlreiche bewährte Koch- und Rezeptbücher über die Vollwertkost. Hier sollen aus der Praxis nur einige leicht anwendbare Grundrezepte gezeigt werden, die einen kleinen Überblick über die Möglichkeiten einer preisgünstigen und gesunden Küche geben.

Salate

(Da rohe Speisen schneller, bzw. leichter verdaulich sind und den Appetit anregen, sollten sie vor der Hauptmahlzeit gegessen werden.)

Blatt-Salate:
Die zarten Salate, wie Kopf-, Endivien- und Ackersalat, Lattich, Kresse können mit einer leichten und doch würzigen Marinade angemacht werden. Eine kleine Zwiebel fein schneiden, 1–2 Eßlöffel kaltgeschlagenes Sonnenblumenöl, 1 Eßl. Hefeflocken, wenig Salz, Zitrone nach Geschmack, etwas Kräutersenf und 1 Eßl. Sauermilch vermengen und den Salat damit anmachen. (Für 4 Personen.)

Wild-Salat:
Löwenzahn, Brennessel, Sauerampfer, Schafgarbe, gut reinigen und waschen, sehr fein schneiden und mit der schon beschriebenen Salatmarinade anmachen, nur etwas mehr nehmen, damit der Wild-Salat recht saftig ist.

Grünkohlsalat:
Grünkohl sehr gut waschen und fein schneiden und mit dem großen Messer kleinst zerhacken, die gleiche Marinade wie beim Wild-Salat verwenden.

Weißkrautsalat:
Einen kleinen Kopf Weißkraut fein hobeln, etwas Kräutersalz, etwas gemahlenen Kümmel, 3 Eßl. kaltgeschl. Sonnenblumenöl und 1 Eßl. Apfelessig verwenden und mit der Hand gut drücken, damit er weich wird. (Für 4 Personen.)

Blumenkohl als Rohsalat:

Blumenkohl auf der feinen Raffel reiben und mit Mayonaise anmachen. Die Mayonaise wie folgt zubereiten: Das Eiweiß von zwei Eiern zuerst in einer Pfanne leicht stocken und zerdrücken, solange es warm ist.
Das Eigelb mit einer Prise Salz und einem Teel. Kräutersenf und einigen Tropfen Öl mit dem Schneebesen oder Mixgerät schlagen. Das Öl tropfenweise während des Schlagens zugeben bis es dicklich wird, dann kann man mehr zugeben, bis zu 1/8 Liter Sonnenblumenöl. Dann dem in der Pfanne zerdrückten Eiweiß einen Eßl. Quark unterrühren und das Ganze vermengen und schlagen. Mit etwas Apfelessig (nach Geschmack) abschmekken. (Für 4 Personen.)

Schwarzwurzeln als Rohsalat:

Schwarzwurzeln auf einer feinen Raffel reiben und mit angegebener Mayonaise anmachen.

Spargel als Rohsalat:

1/2 Pfund Spargel schälen, fein raffeln, 1/8 Liter Sahne schlagen und leicht unterziehen. Keine Würze verwenden. (Für 4 Personen.)

Spinatsalat:

Spinat sauber waschen, fein schneiden, 2 Eßl. saure Sahne, 1 Eßl. Hefeflocken, etwas Kräutersalz, 1 Eßl. Apfelessig, 1 kleine Zwiebel fein schneiden, alles kurz vor dem Anrichten anmachen.

Zucchinisalat:

Zucchini und Äpfel zu gleichen Teilen in 1/2 cm große Würfel schneiden, Sauerrahm mit Tomatenmark leicht rosa färben und untermischen. Auf Salatblättern anrichten, mit Petersilie bestreuen und mit Tomatenachteln garnieren.

Rettichsalat:

Rettiche nicht zu fein raspeln, damit sie nicht soviel Wasser ziehen und erst kurz vor dem Anrichten wie folgt anmachen: ganz wenig Salz, 1–2 Eßl. Sauerrahm, ein wenig Öl, etwas Apfelessig,

1 kleine Zwiebel in eine Schüssel geben und mit dem Rettich leicht vermengen.

Schwarzer Rettichsalat:
Rettiche schälen und reiben, mit feingeschnittenem Lauch, Knoblauch, Öl, Essig, ganz wenig Salz und etwas Honig mischen und mit gehackten Kürbiskernen garniert, servieren.

Möhren:
Zum Frühstück: Möhren fein reiben und mit etwas Sonnenblumenöl und gemahlenen Nüssen geschmacklich abrunden.

Möhren- und Selleriesalat:
Möhren und Sellerie fein raffeln, 1–2 Äpfel dazugeben und mit etwas Pampelmusensaft, süßer Sahne und Haselnußmus anmachen.

Möhren, Chicoree, Lauch und Sellerie als Salat:
Möhren und Sellerie fein raffeln (Lauch und Chicoree fein schneiden) und mit folgenden Zutaten anmachen: Pampelmuse, saure Sahne, geriebene Nüsse oder Mandelmus.

Gekochte Möhren als Salat:
Möhren ganz kochen, abpellen, in feine Scheibchen schneiden, mit Mayonaise anmachen.

Rote Beete (Rohkost):
Es gibt zwei Sorten Rote Beete, die runden und die langen, letztere sind zarter und im Farbstoff kräftiger. Sie werden gründlich gebürstet, das obere und untere Ende abgeschnitten und auf einer Bircher-Raffel gerieben. Zwei bis drei Äpfel, eine Handvoll Rosinen, drei Eßl. Sahne, zwei bis drei Eßl. Nüsse, und alles gut durchrühren.

Rote Beete als Salat:
Acht bis zehn Stück garkochen. Vor dem Kochen nichts abschneiden, damit sie nicht ausbluten. Kaltes Wasser darüberlaufen lassen, so läßt sich die Schale mit der Hand leicht abstreifen. Man kann sie in feine Rädchen schneiden oder auf einer

Rettich-Raffel reiben und wie folgt anmachen: Zwei Zwiebeln klein schneiden, etwas gemahlenen Kümmel, wenig Salz, Essig nach Belieben, etwas geriebenen Meerrettich, 3–4 Eßl. Sonnenblumenöl, 1–2 Stunden vor dem Anrichten anmachen, daß er gut durchzieht.

Rotkohlsalat:
1 kleinen Kopf Rotkohl putzen, waschen und fein hobeln. 1 kleine Zwiebel hacken, 2 Äpfel grob raspeln oder in feine Streifen schneiden, etwas Kräutersalz, Apfelessig, einen Schuß Rotwein, 2–3 Eßl. Öl gut durcheinandermengen, evtl. 3–4 Datteln fein darunter schneiden.

Selleriesalat gekocht:
2 Selleriewurzeln gut säubern, bürsten und in einem Dampftopf – so man hat – garkochen. (Man kann auch Scheiben schneiden und diese in der Pfanne mit ganz wenig Wasser gardünsten.) Die Sellerie schälen und in nicht zu dünne Scheiben schneiden, mit viel Zwiebeln, etwas Apfelessig, 3 Eßl. Öl, etwas Kräutersalz und etwas Kräutersenf anrichten.

Griechischer Bauernsalat:
Zutaten: 4 Tomaten, 1 Salatgurke, 2 grüne Paprikaschoten, 2 rotviolette Zwiebeln, 200 g Schafskäse, 2 hart gekochte Eier (können auch weggelassen werden), 20 schwarze Oliven, 1 Eßl. Kapern, 1/16 l Olivenöl, Oregano, Saft einer Zitrone, Pfeffer aus der Mühle, evtl. etwas Salz.
Die Gemüse gut waschen und in salatgerechte Stücke schneiden. Zwiebelringe zur Hälfte ganz lassen, die andere Hälfte grob hacken. Den Käse in kleine Würfel, die Eier in Achtel teilen. Oliven entkernen und einmal der Länge nach durchschneiden. Alles gut vermischen und dabei Kapern einstreuen. Olivenöl und Zitronensaft miteinander verschlagen, Gewürze dazugeben und mischen. Dazu ein gutes Vollkornbrot.

Waldorffsalat:
Sellerieknollen und Äpfel zu gleichen Teilen fein würfeln und mit Sauerrahm und Zitronensaft mischen. Auf einem Salatblatt

anrichten, mit gehackten Nüssen bestreuen und mit Tomatenachteln garnieren.

Sommersalat:
Gurken und Tomaten (evtl. abziehen und entkernen) würfeln, feingehackte Zwiebeln und Schnittlauch dazugeben. Senf, Öl, Essig, Honig und Knoblauch zu einer Soße verrühren und unter das Gemüse mischen.

Vollreis- bzw. Vollkornnudel-Salat:
Zu obigem Salat gekochten Reis oder Teigwaren mischen und auf einem Chicoreeblatt anrichten.

Porreesalat:
Porree in feine Streifen schneiden, zu gleichen Teilen gekochte Kartoffel- und rote Paprika-Würfel dazugeben und mit beliebiger Marinade mischen.

Sauerkraut-Orangen-Rohkost:
Sauerkraut schneiden und mit feingeschnittener Zwiebel mischen, etwas Öl darüber geben und mit gehackten Pistazien oder Kürbiskernen bestreuen, mit Orangenspalten garnieren.

Apfelrohkost:
2 Äpfel geschält oder ungeschält reiben oder in kleine Stücke schneiden und mit 1 Becher Yoghurt, 1 Teel. Honig und 3 Eßl. kernigen Haferflocken verrühren. 3 Eßl. Haferflocken darüberstreuen.

Gemüse

Grüne Bohnen als Gemüse:
1 Pfd. Bohnen zuerst gipfeln, dann waschen und mit einer 1/2 Tasse Wasser ansetzen und zum Kochen bringen, mit etwas Salz und Frugola würzen, eine Zwiebel hacken und hinzugeben. Alles langsam gardünsten, in eine Schüssel geben, mit 2–3 Eßl. Sonnenblumenöl begießen und mit Hefeflocken bestreuen.

Bohneneintopf:
1 Pfd. Bohnen gipfeln und waschen, dann in 2–3 cm lange Stücke schneiden, 5 große Kartoffeln schälen und in Würfel schneiden, 1 Liter Wasser zum Kochen bringen und mit etwas Salz und Frugola würzen, 2 Zwiebeln und 1–2 Zehen Knoblauch zugeben, langsam gar kochen, dann die Kartoffeln etwas zerdrücken, bis die Masse etwas sämig ist, mit Hefeflocken und Sonnenblumenöl abschmecken, Petersilie und Bohnenkraut nicht vergessen!

Lauchgemüse:
4 Stangen Lauch gut reinigen und waschen, halbieren und bis zum Grünen abschneiden (das Grün der Spitzen kann für Gemüsebrühe verwendet werden.) Die weißen Schäfte legt man alle in einer Richtung in eine Kasserolle und gibt 1/4 Tasse Wasser, etwas Salz, 1 Teel. Frugola zu und dünstet den Lauch. Ist er gar, richtet man ihn auf einer Platte an wie Spargel, gibt eine Spur Muskat darüber, einige Eßlöffel Öl und geriebenen Schweizerkäse. Mit Schnittlauch garnieren.

Rotkohl als Gemüse:
1 kleinen Kopf Rotkohl putzen und waschen, fein hobeln, die erste Hälfte von oben nimmt man zum Salat (roh), die andere Hälfte um den Strunk nimmt man als Gemüse, dem folgendes Gewürz beigegeben wird: Kräutersalz, 1 Lorbeerblatt, 2 Pimentkörner (zerdrückt), 1 Schuß Essig, 1 große Zwiebel, 4 säuerliche Äpfel (Boskop), 5–6 Datteln statt Zucker. Das Ganze leicht kochen lassen und mit einem Glas Rotwein abschmecken.

Blumenkohl (unbedingt biologisch):
Sehr gut nachsehen wegen der Raupen, gut waschen. Wenn keine Raupen gefunden werden, kann man den Kopf ganz lassen, andernfalls besser auseinanderschneiden. In ganz wenig Salzwasser (dem ein Schluck Milch dazugegeben wird) garkochen, in eine Schüssel geben und mit der angegebenen Mayonaise übergießen.

Schwarzwurzeln als Gemüse:

Bevor man bei den Schwarzwurzeln zu schälen beginnt, fettet man seine Hände mit einem Stückchen Butter ein, sowie auch das Schälmesser, damit die harzige Milch sich leichter löst beim Reinigen. Ebenfalls zum Reinigen der Hände und des Geschirrs etwas Butter nehmen, bevor man mit Wasser daran geht. Die Wurzeln legt man nicht ins Wasser, sondern wäscht sie nach dem Schälen kurz ab, schneidet sie in 4 cm lange Stücke, kocht sie mit etwas Wasser und Salz gar und gibt vor dem Anrichten 2–3 Eßl. Sonnenblumenöl darüber und etwas gehackte Petersilie. (Für 4 Pers. 1 kg Schwarzwurzeln.)

Gurken als Gemüse:

2 mittlere Gurken schälen, das Kernhaus entfernen, in fingerlange Streifen schneiden. 2 große Zwiebeln ebenfalls grob schneiden, 1 Eßl. Eden-Butter in einen Topf geben, zerlaufen lassen und die Zwiebeln und Gurken dazugeben, mit Edelpaprika bestreuen und ganz langsam dünsten lassen. Gurken ziehen genügend Flüssigkeit. Zum Dämpfen abschmecken mit Kräutersalz, Basilikum und Majoran. Zum Schluß mit 2 Eßl. Sauerrahm geschmacklich abrunden.

Gefüllte Gurken:

2 große Gurken schälen und in der Mitte auseinanderschneiden, Kernhaus entfernen, mit Kräutersalz und Dill bestreuen, in eine gefettete Jenaer Auflaufform setzen und mit einer Füllung füllen: Siehe »Getreidegrundmasse«. Von dieser Masse kann man auch Frikadellen machen und zu Gemüse reichen oder in Pilzsoße (Cenovis) servieren.

Kohl Stew:

Kohl, Kartoffeln und Zwiebeln zu gleichen Teilen herrichten. Kohl schneiden, Kartoffeln vierteln und die Zwiebeln in Scheiben schneiden. In einen hohen Topf abwechselnd schichten, dabei jede Lage mit Knoblauch, Majoran und ganz wenig Salz würzen. Fest zusammenpressen und knapp mit Wasser bedekken. Weichdünsten und beim Anrichten Öl oder Butterflocken darübergeben.

Kürbisragout:

Für 4 Personen: 1/2 kg Kürbis in 2 cm große Würfel schneiden, mit Wasser bedecken, mit 1 Cenoviswürfel, 1 gehackten Zwiebel, 2 Knoblauchzehen, Majoran und Kümmel würzen und kernig kochen. 3 Eßl. Vollweizenmehl mit 3 Eßl. Rahm und Wasser zu einem dickflüssigen Brei kochen und damit das Ragout binden. Eine Minute nochmals kochen lassen und mit viel frischen Kräutern servieren. Man kann es auch als Gulasch zubereiten. Am besten passen Pellkartoffeln dazu, aber auch Vollkornteigwaren, die kernig gekocht sind.

Selleriescheiben gedünstet:

2 Sellerieknollen gut waschen, bürsten und schälen (die Schalen kann man zu Gemüsebrühe auskochen). Die Sellerie evtl. mit der Brotschneidemaschine schneiden, 1/2 cm dick, in eine Pfanne schichten, mit etwas Kräutersalz bestreuen und nur soviel Wasser dazugeben, wie man gerade zum Dünsten benötigt. Garzeit etwa 8–10 Minuten. In der Zwischenzeit bereitet man eine Mayonaise von 3 Eigelb, 1/8 Liter Öl, 1 Prise Kräutersalz, 1 Teel. Kräutersenf und einer halben Tube Tartex zu. Diese Masse wird über die heißen Selleriescheiben gegossen, die man auf einer Platte anrichtet und mit Petersilie bestreut.

Pilzgemüse:

1 Pfd. Pilze gut reinigen, sehr fein schneiden, 2 große Zwiebeln dazugeben. 50 g Butter in einer Kasserolle verlaufen lassen, die Zwiebeln zuerst, dann die Pilze dazugeben, mit Kräutersalz und etwas Frugola abschmecken, 15 Minuten garen lassen (Pilze werden hart durch zu langes Kochen). Man kann auch aus Pilzen ein Ragout machen, indem man folgende Gewürze dazu gibt: 1 Lorbeerblatt, 3 Pfefferkörner, 3 Pimentkörner (zerdrückt), Scheibe einer Zitrone (biologisch), Kräutersalz, Essig nach Belieben.

Kastanien:

Gesunde Kastanien lassen sich im allgemeinen gut schälen. Wenn sich die innere Haut nicht löst, kocht man sie einfach auf und sie löst sich dann leicht. Man kocht sie in soviel Wasser, daß sie beinahe bedeckt sind, anschließend mit etwas Salz und etwas Butter oder Sahne abschmecken. Mit Rotkohl serviert sind sie eine Delikatesse.

Kartoffel und Gerichte

Kartoffelbrei von rohen Kartoffeln:
5–6 mittelgroße Kartoffeln schälen und auf einem feinen Reibeisen reiben, in einen halben Liter kochendes Wasser, dem etwas Kräutersalz beigegeben wird, einlaufen lassen und so lange rühren, bis die Masse glasig wird, dann auf kleinste Stufe oder Flamme schalten und den Kartoffelbrei 10–15 Minuten ausgaren lassen. Zum Schluß etwas Sonnenblumenöl oder 3–4 Eßl. Sahne zugeben. Sehr leicht verdaulich und besonders gut für Magenkranke geeignet.

Kümmelkartoffeln:
Kartoffeln gut bürsten und säubern, halbieren und auf ein Backblech, das man etwas einfettet und mit Kümmel bestreut, die Kartoffeln mit der Schnittfläche nach unten setzen. Bei guter Hitze backen bis sie gar sind.

Idahoekartoffeln:
Kartoffeln waschen, noch naß mit Salz und Kümmel und/oder anderen Gewürzen einreiben, in Alufolie eindrehen, im Rohr bei 200 Grad garen. Aufbrechen und mit Kräuterbutter oder Sauerrahm mit Schnittlauch füllen.

Quarkklöße:
3–4 Eier, 1 Pfd. Quark, 6 gehäufte Eßlöffel Hirseflöckchen, 1 Eßl. feingeschnittene Petersilie, 1 gestrichener Teelöffel Kräutersalz, 1 gestrichener Teelöffel Frugola, 1 Spur Muskat: alles gut durchrühren, 20 Minuten stehen lassen, dann mit 2 Eßlöffeln Klöße formen und in leicht gesalzenes, kochendes Wasser einlegen, 5–8 Minuten Garzeit. Auf einer Platte schön nebeneinander anordnen, etwas Sonnenblumenöl darübergeben und mit

folgend zubereiteten Hefeflocken garnieren und geschmacklich abrunden: 1 Eßl. Öl in einer Pfanne nur leicht erhitzen, 3 Eßl. Hefeflocken und eine kleine Prise Salz darüberstreuen, mit einem Löffel solange umwenden, bis sie gut würzig schmecken, nicht anbräunen. Zum Schluß gehackte Petersilie einrühren. Quarkklöße schmecken sehr gut zu Kopf-, Acker-, Endivien- und Wildsalat.

Rohe Grießklöße:

2 Eier mit 2 Eßl. Oel schlagen, 4 gehäufte Eßl. Grieß dazurühren, mit etwas Salz und Muskat abschmecken, kurz stehen lassen und Klöße in kochende Gemüsebrühe einlegen.

Grießklöße (Suppeneinlage):

1/2 Liter Milch zum Kochen bringen, etwas Kräuter- oder Meersalz, 1/2 Pfd. Hartweizengrieß unter ständigem Rühren einlaufen lassen und zwar solange, bis sich der Teig vom Topf löst, dann vom Feuer nehmen und etwas Muskat reiben, ein Stück Eden-Butter und 6 ganze Eier darunterrühren, mit 2 Teelöffeln kleine Klöße auf ein gut gefettetes Backblech setzen und bei sehr guter Hitze goldgelb backen. Man kann sie auch mit einem Spritzbeutel aufs Blech spritzen.

Weißkrautauflauf:

1 Kopf Weißkraut gut säubern und waschen, den Strunk ausstechen und ihn in 1/2 Liter Salzwasser garen lassen, anschließend die Blätter auseinandernehmen. In diesem Kohlwasser kocht man 1 kleine Tasse Grünkernschrot und 1 kleine Tasse Hirse, die man zuvor gut heiß wäscht: 20 Minuten garen. Dann kommen folgende Gewürze dazu: 2 Zwiebeln, 1 Zehe Knoblauch, 3 Eßl. Hefeflocken, ziemlich Petersilie, Basilikum und Majoran (je 1 Eßlöffel), 3–4 Eier, 1 Eßl. Frugola (die Masse darf recht pikant schmecken), 1/2 Teel. gemahlenen Kümmel und alles gut durchkneten. In eine gut gefettete Auflaufform die Krautblätter mit der Masse lagenweise einfüllen. Man kann aus derselben Masse auch Kohlrouladen herstellen. Diese werden in einer Pfanne mit etwas Fett leicht angebraten und mit Tomatensoße aufgegossen und garen lassen.

Spinatauflauf:
2 Pfd. Spinat sauber waschen und in einem Topf im eigenen Saft zusammenfallen und etwas erkalten lassen, anschließend fein hacken. Folgende Zutaten hinzufügen: etwas Kräutersalz, 1 Teel. Frugola, 3 Eßl. Hefeflocken, 4 Eier, 100 g Weckmehl, 1/4 Liter Sahne, Spur Muskat; Kostprobe machen und evtl. etwas nachwürzen. Die Masse in eine gefettete mit Semmelbrösel ausgestreute Puddingform gießen und im Wasserbad 1/2 Std. kochen. Schmeckt sehr gut zu Salat, evtl. eine Pilzsoße oder holländische Soße dazu reichen.

Getreidegrundmasse für Cevapcici, veg. Frikadellen und veg. Hackbraten:
Zutaten: 1/8 l Weizen, 1/8 l Reis (voll), 3/8 l Wasser, 2 Eier, 3 Eßl. Brösel, 2 Eßl. Hafermehl, 1 Zwiebel, 1 Knoblauch, wenig Salz, Senf, Kräuter, 3–5 Eßl. Öl oder zerl. Butter.

Weizen und Reis (man kann auch Weizen allein nehmen) mittelgrob schroten, mit kochendem Wasser übergießen und 4 Stunden quellen lassen. Alle übrigen Zutaten dazurühren und 1/2 Stunde stehen lassen.

Für Cevapcici 1 Eßl. edelsüßen Paprika und 1 Eßl. Tomatenmark darunterrühren.

Man kann auch beliebiges Gemüse, fein geraspelt, daruntermengen.

Formen und in wenig Fett (Kokos) langsam auf beiden Seiten bräunen. Energie abschalten, ein Stück Butter zu den Laibchen legen und zugedeckt 10 Min. garen.

Dazu können Frischsalate gereicht werden.

Laibchen können auch kalt mit Salaten oder Gurken und Tomaten gegessen werden.

Man kann natürlich auch alle anderen Vollgetreide verwenden und mischen.

Wenn Sie die Masse fester halten, durch Zugabe von Sojamehl, so kann man auch Spieße machen. Abwechselnd mit Zwiebel und Paprika oder entkernten Dörrpflaumen auf Spieße reihen und braten oder eingeölt auf Folie grillen.

Suppen und Soßen

(Bei gekochten Suppen ist zu empfehlen, daß nichts angeröstet wird in heißem Fett, sondern dies immer in die etwas abgekühlte Suppe gegeben wird. Ebenso soll nach Möglichkeit in die fertige Suppe ein Teil der verwendeten Materialien in rohem Zustand gerieben oder geschnitten werden. Kalte Suppen, d.h. unerhitzte, auf Yoghurtbasis oder mit Sauermilch sind vollwertige Produkte. Immer mit viel frischen Kräutern vollenden.)

Kartoffelsuppe:
Kartoffeln schälen, würfeln, mit Cenovis und Wasser kochen, passieren, mit Knoblauch und Majoran würzen. Wurzelgemüse hineinreiben, Lauch feinst schneiden, mit Sauerrahm vollenden und mit Schnittlauch bestreuen.

Lauchsuppe:
2 Stangen Lauch, 1 Zwiebel, 2 Zehen Knoblauch, 4 große Kartoffeln, Kräutersalz, Frugola, 1/8 Liter Sahne. 1–1 1/2 Liter Wasser zum Kochen bringen, die Kartoffeln in kleine Würfel schneiden, ebenso die Zwiebel, Lauch in 1/2 cm breite Streifen schneiden, Knoblauch durchpassieren, langsam 15–20 Minuten kochen lassen, abschmecken mit Gewürzen, Sahne zum Schluß (nicht mitkochen).

Gemüsesuppe:
1 Stange Lauch, 1 Zwiebel, 1 große Möhre, 1/2 kleine Sellerieknolle, 2 Zehen Knoblauch, 5 mittelgroße Kartoffeln, 1–1 1/2 Liter Wasser, etwas Kräutersalz, 2 Teel. Frugola, 3 Eßl. Sonnenblumenöl.
Wasser zum Kochen bringen, das feingeschnittene Gemüse zugeben, Kartoffeln in kleine Würfel schneiden und 20 Min. langsam garen lassen, zum Schluß Petersilie unterrühren.

Tomatensuppe:
Überreife Tomaten passieren oder mixen. Mit geriebener Zwiebel und Knoblauch würzen, mit blütenzarten Haferflocken binden und etwas Sahne vollenden.

Haferflockensuppe:
1 Liter Wasser, 60–80 g Haferflocken, wenns kocht, einlaufen lassen, ganz langsam etwa 10 Minuten kochen lassen und mit 1 Eßl. Leinsamen, etwas Salz, nach Belieben etwas Frugola und Öl abschmecken.

Klößchensuppe:
60 g Eden-Butter mit Salz und Muskat, etwas geschnittener Petersilie, 3 großen Eiern, 6 gehäuften Eßl. Mutschelmehl (Weckmehl) verrühren. Alles gut durchrühren und mit 2 Teelöffeln Klößchen in die Suppe einlegen.

Gemüsebrühe:
1 Stange Lauch fein schneiden, ebenfalls 1/2 Sellerie, 1 Möhre, 2 Zehen Knoblauch, 1 Zwiebel; mit Kräutersalz und Frugola abschmecken, vor dem Anrichten 2 Eßl. Sonnenblumenöl hinzugeben.

Ungarische Krautsuppe:
Weißkraut in kleine Würfel schneiden, mit Wasser gut bedekken und mit etwas Kümmel weichkochen. Pro Liter Suppe 1 Eßl. Tomatenmark mit 1 Eßl. süßem Paprika und kaltem Wasser gut verrühren, mit Knoblauch und geriebener Zwiebel würzen, nach Belieben mit feinen Haferflocken und Sauerrahm binden.

Gratinierte Zwiebelsuppe:
Für 6 Personen: 2 mittlere Zwiebel in feine Streifen schneiden und in 3 Eßl. Oliven-Öl weichdünsten. 5 Tassen Wasser zugeben und mit 1/2 Cenoviswürfel, 5 zerdrückten Pfefferkörnern, 1 zerdrückten Knoblauchzehe, Thymian, Salz und einem Spritzer Essig aufkochen. In Tassen füllen, mit Crouton belegen und bei Oberhitze überbacken.
Crouton: 1 Ei mit Parmesan zu einem Teig verrühren, auf 6 halbe Knäckebrote streichen und damit die Suppe belegen.

Graupensuppe mit Kartoffeln:
Will man ganz weiche Graupen, muß man sie grundsätzlich 2–3 Stunden vorher in kochendes Wasser geben und ohne Kochen garen lassen. Man rechnet pro Kopf einen Eßlöffel, weil sie sehr aufgehen.

4 mittelgroße Kartoffeln schälen, in kleine Würfelchen schneiden, 3 große Zwiebeln ebenfalls fein schneiden, 2 Zehen Knoblauch, 1 kleines Stück Sellerie fein raspeln und alles zusammen mit den Graupen gar kochen, mit etwas Kräutersalz und Frugola würzen. Vor dem Anrichten etwas Sonnenblumenöl und Hefeflocken zugeben, viel Petersilie.

Schrotsuppe:

Schrot wie für Frischkornbrei einweichen. Nach der notwendigen Quellzeit, die mindestens 5 Stunden beträgt, mit gut gewürzter Gemüsebrühe auffüllen. Mit Karotten und feinst geschnittenem Lauch vollenden. Nicht kochen! Kann auch als voller Ersatz für den Frischkornbrei als Morgensuppe gegessen werden. Allen Suppen erst am Tisch Butter oder kalt gepreßte Öle zugeben!

Kürbissuppe:

Etwa 1 Pfd. Kürbis schälen und in Würfel schneiden, mit 1/8 Liter Wasser zum Kochen bringen und gar kochen, bis dahin bereitet man 2 Händevoll Datteln zu, die man fein schneidet oder 2 Händevoll Rosinen, 2 gehäufte Eßlöffel Grieß, etwas Salz, 1 Messerspitze Delifrucht (Brecht), 1 Eßl. gemahlene Nüsse. Wenn der Kürbis gar ist, rührt man den Grieß ein und läßt ihn 5 Minuten mitkochen, indem man mit dem Schneebesen den Kürbis zu Brei schlägt, dann kommen alle Zutaten dazu. Zum Schluß noch 1/4 Liter Milch und 1/8 Liter Sahne, alles noch 1/4 Stunde ohne Kochen durchgaren lassen.

Holländische Soße:

3–4 Eier, 1/8 Liter Sauermilch, etwas Kräutersalz, in einer kleinen Schüssel schlagen und in ein Wasserbad setzen und dicken lassen. Gemüsesaft zum Verdünnen. Mit einem Schuß Weißwein kann man sie noch verfeinern.

Tomatensoße roh:

Tomaten kurz in kochendes Wasser tauchen und durch einen Durchschlag drücken, abschmecken mit wenig Frugola, fein geschnittener Petersilie, Selleriekraut, 1 Zehe Knoblauch und ein wenig Basilikum. (Sie ist fast wie Gelee.)

Gekochte Tomatensoße:
1/4 Liter Wasser zum Kochen bringen, 1 Zwiebel mitkochen, 1 knappen Eßlöffel Vollkornmehl mit Sahne anrühren, einlaufen lassen, Tomatenmark dazugeben, nach Belieben abschmecken mit etwas Edelpaprika, Frugola, einem Stückchen Butter (Eden).
Tomatensoße von frischen Tomaten:
1 kg Tomaten kochen, durch ein Sieb streichen, diese Masse wieder aufs Feuer setzen und eine große Zwiebel fein schneiden und mitkochen, mit einem gehäuften Eßlöffel Vollkornmehl andicken, 5 Minuten mitkochen lassen, mit Frugola und Kräutersalz abschmecken, etwas Öl oder Eden-Butter zum Schluß zugeben, eine Handvoll fein geschnittener Petersilie darunterrühren, auch etwas Basilikum.
Meerrettichsoße:
1/2 Liter Wasser mit einer Zwiebel zum Kochen bringen, 1 gehäuften Eßl. Mehl mit Sahne anrühren und in das kochende Wasser einlaufen lassen, 5 Minuten kochen lassen, abschmekken mit Frugola und Kräutersalz. Zum Schluß zwei gehäufte Eßl. geriebenen Meerrettich zugeben (nicht mehr kochen) und zum Verfeinern des Geschmacks 1 Stückchen Eden-Butter unterziehen.
Grüne Soße:
Dazu kann man alle Gartenkräuter verwenden, wie z.B. Borretsch, Dill, Petersilie, Liebstöckel, Zitronenmelisse, Majoran, Schnittlauch, Sellerieblätter, Sauerampfer, Spinat, auch Kopfsalat usw. und mit der zu Beginn angegebenen Salattunke anmachen, der noch zwei weichgekochte Eier beigemischt werden.
Zucchinikaltschale:
200 g Zucchini, 2 Becher Yoghurt, 1 Knoblauchzehe, Kerbel, Petersilie, Schnittlauch, 1 Eßl. Öl; Zucchini in ganz kleine Würfel schneiden, Yoghurt mit den Kräutern schlagen und vermischen.

Brot und Kuchen

Vollkornbrot:

1 kg Vollkornschrot, 2 Eßl. Quark, 50–60 g Eden-Butter, 1 Teel. Salz, 1/2 Teel. Kümmel, 5/8 Liter halb Milch halb Wasser, 10 g Hefe.

Vollkornschrot in eine größere Schüssel geben, in der Mitte eine Vertiefung machen, die Hefe zerkrümeln und mit dem Quark zerdrücken, die Flüssigkeit wird gut handwarm dazugegeben, den Teig 1/4 Stunde bis 20 Minuten gut durchkneten, 1 1/2–2 Stunden gehen lassen (den Ofen gut 10 Minuten vorheizen (220 Grad)), dann den Teig in die Form füllen, mit etwas Wasser glattstreichen, mit dem Wasser bis auf den Boden in der Mitte durchschneiden und sofort in den Ofen schieben, 1 Stunde backen.

Vollkornbrötchen:

macht man aus demselben Teig wie Vollkornbrot. Sie müssen in einem sehr heißen Ofen (je nach Hitze 20 bis 30 Minuten) gebakken werden. (Sind sie zu lange im Ofen, werden sie hart.) Wenn sie aus dem Ofen kommen, sofort mit Fett einpinseln, das macht sie weich.

Grahambrot:

30 g Hefe, 1 Teel. Honig, 1 Glas warmes Wasser, 650 g Mehl (fein gemahlen), Salz, 1 Teel. brauner Zucker, 1 Eßl. Butter.

Hefe mit Honig im Wasser lösen, 10 Min. zugedeckt stehen lassen, bis es leicht blasig ist. In einer großen Schüssel alle Zutaten zu einem glatten Teig verarbeiten und auf bemehlter Fläche 10 Min. geschmeidig kneten. In eine gefettete Schüssel geben und an einem warmen Ort gehen lassen bis er sich verdoppelt hat. Dann zusammenschlagen und in 2 Stücke teilen. 2 längliche Brote von etwa 15 cm formen und mit scharfem, nassen Messer dreimal 1 cm tief quer einschneiden. Auf bemehltes Backblech legen und die Brote leicht mit Öl einpinseln. Gehen lassen bis die Brote die doppelte Größe haben. Den Ofen auf 220 Grad aufheizen und auf der mittleren Schiene 30 Min. backen. Sofort heiß mit gezuckerter Milch anpinseln, das gibt dem Brot einen seidigen Glanz. Vom Blech nehmen und auskühlen lassen.

Rosinenbrötchen:

1 kg Vollkornmehl in eine breite Schüssel geben, in der Mitte eine Vertiefung machen, 1 Würfel Hefe zerbröckeln, dann folgende Zutaten: 150 g Eden-Butter (Margarine), 1/2 Teel. Anis, etwas Salz, 1 Päckchen Vanillezucker, Schale einer halben Zitrone (biologisch), 250 g Rosinen, 1 Eßl. Honig, 3/8 Liter Milch gut warm machen, die Hefe gut zerdrücken und alle andern Zutaten hineinarbeiten (20 Minuten kneten). An einem warmen Ort 1 1/2 Stunde gehen lassen, Brötchen formen und auf ein gefettetes Blech legen, 5–10 Min. gehen lassen, mit Ei bestreichen und bei guter Hitze (200–220 Grad) 35 Minuten goldgelb backen.

Gesalzener Hefeteig für Zwiebelkuchen:

1 kg Vollkornmehl, 20 g Hefe, 150 g Fett, etwas Salz, 1/8 Liter Milch oder Wasser, 2 Eier, 1 Eßl. Quark. Das Mehl in eine Schüssel geben, in der Mitte die Hefe mit der warmen Milch oder Wasser gut kneten und dann alles zusammenkneten, soll ein sehr geschmeidiger Teig sein (1 Stunde gehen lassen), dünn auswellen und folgenden Zwiebelguß aufstreichen: 2–3 kg Zwiebeln fein schneiden, in etwas Fett dünsten, abkühlen lassen, 1 Pfd. Quark, 4 Eier, Salz, Kümmel und 1/4 Liter Sahne zerquirlen, mit den Zwiebeln mischen und bei guter Hitze goldbraun backen.

Hefeteig für Obstkuchen:

1 kg Vollkornmehl, 350 g Fett, etwas Salz, 1 Würfel Hefe, etwas gemahlene Anis, 1 Paket Vanillezucker, 1/4 Liter Milch, 2 Eier, 1 Eßl. Quark.

Hefe mit der kalten Milch im Mehl gut zerkneten, evtl. etwas Milch zurücklassen, falls man nicht alles braucht, dann alles zusammenkneten bis der Teig sich von der Hand löst, über Nacht in den Kühlschrank stellen, morgens wieder in die Wärme, so daß er gut aufgeht und anschließend dünn auswellen und ihn mit Äpfeln, Zwetschgen, Quark oder Apfelmus belegen.

Obsttorten mit Agar-Agar-Guß:
Bei eingemachten Früchten nimmt man jeweils diesen Saft (1/4 Liter genügt) mit einem wenig gehäuften Teelöffel Agar-Agar (4 g etwa) auf 60–70 Grad erhitzen, 20 Minuten auf dieser Temperatur halten und heiß löffelweise über die Früchte gießen. Will man einen klaren Guß, kann man einen knappen Viertelliter Wasser, 1 Schuß Weißwein und den Saft einer halben Zitrone sowie 1 Eßl. Honig dazugeben.

Pizzateig:
500 g feinstes Vollweizenmehl, 3/8 l Milch, 100 g Butter, 1 Teel. Meersalz, 50 g Hefe.
Milch, Butter und Hefe auflösen und mit dem Mehl zu einem Teig kneten. Ruhen lassen. In etwa faustgroße Stücke formen und gehen lassen. Danach tellergroß rund auswalken und auf das eingeölte Blech legen und mit Öl bestreichen.

Pizzabelag:
Für den Pizzabelag sollte man immer mit Tomatenmark beginnen, das wir mit Öl, zerdrücktem Knoblauch und Oregano gut verrühren. Anschließend belegt man den Boden mit Tomatenscheiben, Paprikastreifen, Artischockenherzen, Champignons, Zwiebeln etc. Mit Käse bestreuen (Mozarella).
Für Kinder kann man die Pizza auch mal mit Früchten aller Art belegen.
Im vorgeheizten Ofen ca. 20 Minuten backen. Man kann den Teigfleck auch vorbacken, dann wird er nicht speckig.
Aus wirtschaftlichen Gründen kann man den Teig über das ganze Blech verteilen, belegen, backen und in gefällige Stücke schneiden.

Nudeln:
1 kg Mehl (halb Vollkorn, halb Weißmehl) in eine Schüssel oder auf ein Backbrett geben, in der Mitte eine Vertiefung machen, 8 Eier, 1/16 Liter Wasser dazugeben (kein Salz, sonst trocknen sie schlecht), alles zu einem festen Teig zusammenkneten, bis er ganz glatt ist und nicht mehr hängen bleibt, dünn auswellen und trocknen lassen bis er nicht mehr klebt, dann zusammenrollen

und schneiden, entweder zu breiten oder zu Faden-Nudeln. Der Teig darf nicht zu trocken werden, sonst brechen sie beim Schneiden.

Gedeckter Apfelkuchen:

Doppelter Grundteig in 2 Teile teilen, einen Teil ausrollen und vorbacken. Inzwischen 1,5 kg Äpfel schälen, vierteln und in Scheiben schneiden; in 100 g Butter mit 50 g Rosinen und 70 g geriebene Haselnüsse kurz dämpfen, mit 1 Eßl. Honig süßen, auf den vorgebackenen Teig fingerhoch streichen, die zweite Hälfte ausrollen über die Äpfel geben, mit verschlagenem Ei bestreichen, mit der Gabel ein Muster machen und bei 200 Grad 20 Min. backen.

Profiteroles (Brandteigkrapferl):

1/10 l Wasser mit 50 g Butter, Salz aufkochen, 80 g Mehl rasch einkochen und rühren bis sich die Masse von dem Geschirr löst. Vom Feuer nehmen und nacheinander 2–3 Eier einarbeiten. Auf ungefettetes Backblech mit Kaffeelöffel kleine Häufchen setzen. Mit Wasser anspritzen und im vorgeheizten Rohr 30 Min. bei 200 Grad backen, anschließend bei abgeschaltetem Rohr noch 15 Min. trocknen. Auskühlen lassen und mit Schlagsahne, die man mit Carobcreme 1:1 mischen kann, füllen.

Käsekuchen:

Siehe Hefeteig für Obstkuchen.

1 kg Quark, 4 Eier, 1/2 Liter Sahne, 3–4 Eßl. Rohrzucker, 1 Paket Vanillezucker, Schale einer halben Zitrone. Bei guter Hitze 1 Stunde backen, aus dem Ofen sofort auf eine Kuchenplatte stürzen.

Nußtorte:

3/4 Pfd. Nüsse (am besten gemischt), 3 Eßl. Weckmehl dazumischen, 8 Eier, 4 gehäufte Eßl. Rohrzucker, 6 Eßl. Cognak, 1 Päckchen Vanillezucker.

In einer großen Schüssel Eier, Zucker, Vanillezucker und Cognak mit dem Rührgerät 15 Minuten schlagen bis die Masse dicklich ist, dann die Nüsse mit dem Weckmehl darunterziehen, in 2 gefettete mit Kartoffelmehl ausgestreute Form füllen und 30–

40 Minuten bei guter Hitze goldbraun backen. Man kann die Masse auch in eine Springform ebenfalls gefettet und mit Kartoffelmehl ausgestreut, füllen und den Kuchen nach dem Erkalten durchschneiden. – Gibt auch feine Böden für Obstkuchen.

Getreide-Breie-Nachtische

Reis zu Salat und Gemüse:
5 Tassen Wasser zum Kochen bringen, 2 große Zwiebeln und 2–3 Zehen Knoblauch fein schneiden und dazugeben, mit etwas Kräutersalz, etwas Curry und 1 Teel. Frugola abschmecken. 2 Tassen gut heiß gewaschenen Reis dazuschütten und 20 Minuten leicht kochen lassen, dann auf einem Sieb das übrige Wasser abgießen (zur Suppe verwenden) und den Reis in den Topf zurück, kochend heiß in eine Wolldecke packen und 1–2 Stunden ausgaren lassen, dann ist er trocken und körnig.

Gequellter und gekochter Weizen:
Pro Person 80–100 g Weizen mindestens 1–2 Stunden einweichen, im Einweichwasser 10 Minuten kochen und eingepackt 3–4 Stunden quellen lassen. Den Weizen faschieren, (durch den Wolf) mit einem Ei oder Sojamehl binden, 1/2 gehackte Zwiebel, frische Kräuter, Knoblauch, Senf und Majoran zugeben. Man kann auch eine halbe Semmel in Milch einweichen, anschließend gut ausdrücken und zur Masse geben, dann wird das Folgeprodukt lockerer. Diese Masse kann auch mit gedünsteten Gemüsewürfeln oder Champignons vermengt werden.

Faschierter Braten:
Obenstehende Masse in gefettete Form geben und backen. Mit Frischsalaten essen, da es sich um ein zweimal erhitztes Gericht handelt.

Graupen (geschälte Gerste):
können ebenfalls wie Reis zubereitet werden, aber es empfiehlt sich, die Graupen abends vorher einzuweichen, mit demselben Wasser ansetzen und ganz langsam garen. Man kann sie auch

uneingeweicht in kochendes Wasser geben und ohne kochen zwei Stunden stehen lassen. Dann werden sie viel weicher als durchs Kochen.

Hirse wie Reis:

2–3 Tassen Wasser, 1 Stange Lauch, 1 Zwiebel, 1 Zehe Knoblauch fein schneiden und zum Kochen bringen, Kräutersalz, Frugola und etwas Curry dazugeben, 1 Tasse Hirse heiß waschen, dazugeben und langsam garen lassen (1/4 Stunde bis 20 Minuten). Schmeckt sehr gut zu Salat.

Buchweizen:

Ist nicht sehr bekannt, aber eine sehr gesunde und bekömmliche Diät-Mahlzeit. Man kann eine schöne Gemüsebrühe kochen, auch die Wurzeln von Lauch, Sellerie, Petersilie, Zwiebeln und Knoblauch.

In 1 Liter Brühe läßt man eine große Tasse Buchweizen einlaufen, die gut pikant mit Kräutersalz und Frugola abgeschmeckt ist und läßt diese 1/4 Stunde garen. Dazu kann man alle Salate essen. Ist sehr bekömmlich, besonders für Diabetiker.

Frischkostbrei:

Pro Person 2 Eßl. Vollkornschrot abends mit soviel Wasser anfeuchten, daß er etwas quellen kann, nicht zu feucht, einige Rosinen dazugeben und die Masse gut durchmischen und in den Kühlschrank stellen.

Morgens kann man eine halbe Banane, Saft einer Orange, gemahlene Nüsse, auch 1 Eßl. Leinsamen dazugeben. Frischkostbrei ist stets ein nahrhaftes und kraftspendendes Frühstück.

Apfelauflauf:

2 Pfd. Äpfel schälen und entkernen, in feine Scheiben schneiden, 100–150 g Rosinen, 100 g geriebene Nüsse, 1 Messerspitze Brechts Delifrucht, 1 Päckchen Bourbon-Vanille, Schale einer halben Zitrone (biologisch), 3/4 Liter Milch, 1/4 Liter Sahne, 4 Eier, 1/2 Pfd. Quark, 10–12 Zwiebäcke.

In eine gut gefettete Auflaufform einen Teil des Zwiebacks zerbröckeln und soviel in die Auflaufform geben, daß der Boden gut bedeckt ist. Dann die Hälfte der Äpfel und Rosinen darauf ver-

teilen, die Hälfte der Nüsse darüberstreuen und dann wieder etwas Zwieback und die restlichen Äpfel und Rosinen und Nüsse einschichten. Dann die Milch in einem Topf mit Eiern, der Sahne, dem Quark, Honig und der Gewürze gut durchschlagen und darübergießen. Den restlichen Zwieback, den man in die Eiermilch getaucht hat, oben auflegen, 1 1/2 Stunden im Ofen backen. Wenn er oben schön goldbraun ist, mit einem Pergamentpapier abdecken, damit er nicht dunkel wird, aber die Äpfel gut durchgaren.
Man kann auch die Äpfel in einer gut verschließbaren Pfanne vorgaren, dann ist der Auflauf in der Hälfte der Zeit fertig.

Hirseauflauf:
1 Pfd. Hirse heiß waschen und in einem Liter kochendem Wasser langsam ausquellen lassen, dann etwas Salz dazugeben, abkühlen lassen. Dann 1 Liter Milch, 1 Pfd. Quark, 4–5 Eier, 1 Päckchen Vanillezucker, Schale einer halben Zitrone (biologisch), 1/4 Liter Sahne und 1/4 Pfd. Rosinen, 75 g Blockdatteln zum Süßen nehmen, alles zusammenrühren, in eine Auflaufform füllen und bei guter Hitze goldgelb backen.

Reisauflauf:
1/2 Pfd. Reis heiß waschen und in einen halben Liter kochendes Wasser mit einer Prise Salz geben, 1/2 Std. langsam garen lassen, vom Feuer nehmen und noch eine Stunde quellen lassen. Dann rührt man eine Masse aus 1 Pfd. Quark, 200 g Rosinen oder Datteln, 1/2 Liter Milch, 1/4 Liter Sahne, 1 Päckchen Vanillezukker, Schale einer halben Zitrone (biologisch), 4 Eiern (Eiweiß zu Schnee schlagen) unter den Reis (den Eischnee gesondert leicht darunterheben) und füllt die Masse in eine gefettete Auflaufform. Eine Stunde bei mäßiger Hitze backen.

Schrotbrei:
Man rechnet für eine Person einen knappen 1/4 Liter Wasser und je nach Dicke des Breis etwa 60 g Weizenschrot. Wasser zum Kochen bringen, Schrot einlaufen lassen unter tüchtigem Rühren leicht garen lassen (1/2 Stunde), mit etwas Salz, geriebenen Nüssen und Öl abschmecken.

Hirsebrei:
200 g Hirse gut heiß waschen, dann in 1 Liter kochendes Wasser (bzw. halb Wasser halb Milch) einlaufen lassen, die Milch 10 Minuten später zugießen und kurz ausgaren lassen, mit Salz, Mandelmus abschmecken, etwas Sahne.

Grießbrei:
3/4 Liter Wasser zum Kochen bringen, dann 300 g Grieß (Vollkorn) einlaufen lassen, unter ständigem Umrühren 1/4 Stunde leicht garen lassen, dann 1/4 Liter Milch dazugeben und noch 1/4 Stunde auf kleiner Flamme garen lassen, mit Salz, geriebenen Nüssen oder Nußmus und etwas Eden-Butter abschmecken. Leicht verdaulich.

Polenta (Maisgrieß) mit Obst:
Für 4 Personen 3/4 Liter Milch oder gewässerte Milch oder nur Wasser zum Kochen bringen und 1/4 l Polenta sowie zerkleinertes Obst jeder Art (außer Beeren) einrühren, mit Vanille, Delifrut oder anderen Gewürzen abschmecken und 3 Minuten kochen lassen. Anschließend in Zeitungen und Decken gut einpacken (Kochkisteneffekt) und 3 Stunden quellen lassen.
So kann man morgens in kurzer Zeit ein wohlschmeckendes Mittags Gericht zubereiten; das gilt für alle Getreidearten, die gebrochen sind. Die Butter sollte nach dem Garprozeß eingerührt werden..

Bananenspeise:
1/2 Pfd. Quark mit dem Saft von 2 Orangen schlagen, 5 Bananen mit einer Gabel zerdrücken und dazugeben, 1 Eßl. Haselnußmus und 1/4 Liter geschlagene Sahne daruntergeben, mit Bananenscheiben garnieren.

Früchtepudding:
3–4 kleine Glasschüsseln mit beliebigen frischen Beeren 3/4 auffüllen. In einer kleinen Stielkasserolle 1/4 l Milch, 1 Eßl. Honig, 1 Eßl. Mandelmus (oder anderes Nußmus), 1 Teel. Agar-Agar gut schlagen und erhitzen. Vor dem Kochen vom Herd nehmen und über die Früchte geben.

Wenn man den Pudding stürzen will, muß man die Schüsseln vorher mit kaltem Wasser ausspülen.

Agar-Agar-Speisen:

1/2 Liter Fruchtsaft mit einem gestrichenen Eßl. Agar-Agar auf etwa 60–70 Grad erhitzen, etwa 20 Minuten auf dieser Temperatur halten, in Schälchen oder eine große Schale füllen, erkalten lassen und mit Sahne garnieren. Man kann jede Art von Früchten dazu verwenden und diese mit dieser Agar-Agar-Lösung übergießen. Nach Belieben mit Honig süßen.

Feigenmarmelade:

1 kg Feigen gut waschen, Stiele abschneiden und über Nacht mit Quellwasser einweichen, das die Früchte fast bedecken darf. Man kann auch 1/3 der Masse Datteln und getrocknete Bananen dazu nehmen. Über Nacht stehen lassen und durch den Fleischwolf drehen, den übrigen Fruchtsaft dazugeben und kaltstellen. Das ist die gesündeste Marmelade.

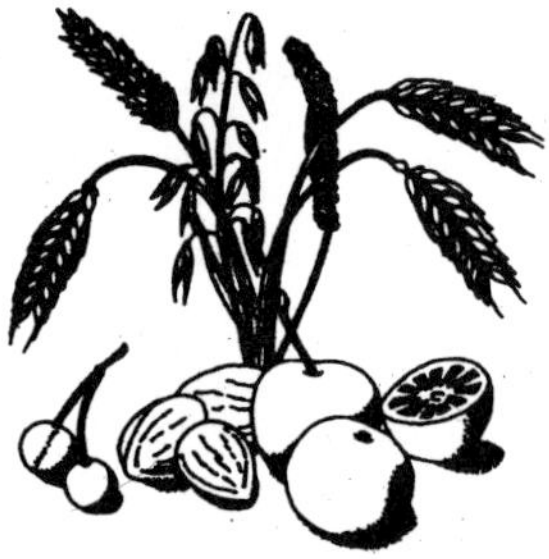

Literaturverzeichnis

AID, 1979, Verbraucherdienst informiert: Grundlagen der Ernährung
AID, 1982/Nr. 16, 10 Regeln für eine vernünftige Ernährung
AID, 1983/Nr. 131, Wege bewußter Ernährung
AID, 1983/117, Vitamine und Mineralstoffe
AID, 1983/Nr. 50, Frischobst und Frischgemüse
Aschoff, Dieter, Dr., Ernährungsrichtlinien, Paffrath-Druck, 5630 Remscheid
Aschoff, Dieter, Dr., »Elektromagnetische Eigenschaften des Blutes,«
Bachler, Käthe, Erfahrungen einer Rutengängerin, Veritas Verlag, Linz-Passau
Backhaus, Anita, Heilen ohne Pillen und Spritzen, Verlag H. Bauer, Freiburg
Ballero, Mireille, Die besten veg. Gerichte aus aller Welt, W. Heyne Verlag, München
Becker, F., Dr., Die Fleischnahrung, Waerland Verlagsgenossenschaft, Mannheim
Bergmann, Paul, Dr., Praktischer Hausschatz der Heilkunde, Heinr. Killinger Verl. Ges.
Bibliographisches Institut Mannheim, Wie funktioniert das? Der Mensch und seine Krankheiten.
Bieler, Henry, Dr., Die richtige Ernährung, Verlag H. Bauer, Freiburg
Bioverlag Gesund leben, Vorbeugen ist besser als heilen, Buchkatalog
Bircher, Alice, Speisezettel und Kochrezepte, Verlag Otto Salle 1910
Bircher-Rey, Hedy, Wie ernähre ich mich richtig, Humata Verlag, Bern
Boros, Georges, Unsere Küchen und Gewürzkräuter, Verlag Eugen Ulmer, Stuttgart
Brauchle, Alfred, Prof., Das große Buch der Naturheilkunde, Mosaik Verlag, Gütersloh
Brecht, Eduar. A., Deine Ernährung ist dein Schicksal, Brecht Verlag, Karlsruhe
Brot aktuell, Nr. 1/81, Herausg. Hans Schanz, Bergstr. 4, 6943 Birkenau
Bruker, M.O. Dr., Sich schützen vor dem Herzinfarkt, Schnitzer Verlag, St. Georgen
Bruker, M.O. Dr., Unser täglich Brot eine tote Nahrung?
Bruker, M.O. Dr., Die Deckung des Eiweißbedarfs
Bruker, M.O. Dr., Butter, ein hochwertiges Lebensmittel, Fortschritt f. Alle Verlag
Dorschner, Alfred, Naturheilkunde der Weg für dich, Ullrich Verlag, Calw
Egenolf, Henrich, Dr., Wunder des Atmens, Paracelsus Verlag, Stuttgart
Eisenberg, W. Dr., Der Fastenführer, Karl F. Haug Verlag, Berlin
Endrös, Robert, Die Strahlung der Erde und ihre Wirkung auf das Leben, Paffrath-Druck, 5630 Remscheid
Ernährungsbericht 1984, Deutsche Gesellschaft für Ernährung, Frankfurt/M
Ernährungs-Umschau, Nr. 27/1980, Möglichkeiten zur Verbesserung der Weltern.Lage
Ernährungs-Umschau, Nr. 29/1982, Wettbewerb zw. pflanzl. und tierischer Produktion
Ernährungs-Umschau, Nr. 31/1984, »Ausrottung« von Hunger und Fehlernährung
Europ. Forschungskreis f. Geologie: Tellurische Strahlen und ihr Einfluß
Fick, Hans, Erich, Autogene Aktivierung unseres Bio Energiesystems, Waerland Verl. Gen.
Gesundheits Brockhaus, Der, F.A. Brockhaus, Wiesbaden 1976
Gesundheits Brücke Herbst + Winter, 84, Dr. H. Burggrabe, Ballaststoffe
Günther, Ernst, Ohne Krankheit leben, Verlag E. Günther, CH 3376 Thöringen/Schweiz
Hauser, Gaylord, Bleibe jung, lebe länger, Scherz-Goverts Verlag, Stuttgart-Hamburg
Häusle, Paul, Ohne Operation geheilt, Verlag Volksgesundheit Zürich
Himmelsbach, Rudolf, Erdstrahlungen, Störfelder, Himmelsbach, Villach

Jarvis, D.C. Dr., Rheuma ist kein Schicksal, Hallwag Verlag, Bern
Kahn, Fritz, Der menschliche Körper, Manfred Pawlak, Verlags Ges. Herrsching
Katalyse-Umwelt-Gruppe Köln e.V. Chemie in Lebensmitteln, Zweitausendeins
Keen, Martin, Der Mensch, Band 2, Neuer Tessloff Verlag, Hamburg
Kimball, John W., Biologie der Zelle, Gustav Fischer Verlag, Stuttgart
Kollath, Werner, Die Ernährung als Naturwissenschaft, Haug Verlag, Heidelberg
Könemann, Ewald, Der Mensch im Reich der Ordnung, Wilh. Braumüller, Wien
Kluth, Ingeborg, Kleiner Ratgeber zur gesunden Lebensführung, Eigenverl. München
Lassel, M., Gesundheit und Kraft durch Kräutergold, Buchverl. M. Lassel, Rosenheim
Lebensweiser Zeitschrift f. Ges. Lebensführung, Juli 1965, Gelnhausen
Löffler, Helmut, Das große Lexikon der Naturheilkunde, Eska Verlag, Bielefeld
Loeckle, Werner, E., Bewußte Ernährung und ges. Lebensführung, Novalis Verlag
Lotz, Karl-Ernst, Nachweis unterirdischer Wasserführung, Paffrath-Druck, Remscheid
Lotz, Karl-Ernst, Willst du gesund wohnen? Paffrath-Druck, 5630 Remscheid
Menden, Erich, Prof. Dr., Sinn und Unsinn extremer Diäten, Schimmelpfennig Review Nr. 33
Michl, Christoph, Bio-Verzeichnis Ernährung, Mühlenfeld 9, 2161 Ahlerstedt
Natur, Horst Sterns Umweltmagazin, Nr. 1 Jan. 1985: Von Körnern und Keimen
Neuform Kurier, Okt. 83, Mein Pferd frißt keine weiße Brötchen
Neuform Kurier, Aug. 83, Rohkost, ein bes. wichtiger Nahrungsbestandteil
Neuform Kurier, Sept. 84, So frisch wie möglich, Zu wenig Magnesium in unserer Nahrung, Nachrichten aus der Kornkammer
Pachtmann, Josef, O., Der sichere Weg zur Gesundheit, Eigenverlag München
Ratcliff, J.D., Peters Organe, Readers Digest Gesundheits Brevier
Readers Digest Februar 1975, Krebs durch falsches Essen
Reform Rundschau Sept. 1984, Die Bedeutung der Mineralien und Spurenelemente
Rosnay/Cecatty, Biologie, Etitions Seul, Paris
Ross, Walter, S., Vermeiden Sie tödlichen Streß, Readers Digest März 1985
Reckeweg, Hans Heinrich, Dr., Schweinefleisch und Gesundheit, Aurelia Verlag
Schock, Karl Ludwig, Die Heilkräfte der einzelnen Nahrungsmittel, Verlag Leben und Gesundheit, Stuttgart
Smolik, Hans Wilhelm, Näpfli, Deutsche Angest. Krankenkasse 2, Hamburg 1
Streuer, Marianne, Gesundheit für ein ganzes Leben, Econ Verlag, Düsseldorf
Tarnowski, Wolfgang, Dr., Unser Körper, Band 50, Neuer Tessloff Verlag, Hamburg
Ulmer, Günter A., Unser Wald darf nicht sterben, G.A. Ulmer Verlag, 7036 Schönaich
Ulmer, Günter A., Vom wahren Sinn des Lebens, G.A. Ulmer Verlag, 7036 Schönaich
Ungewitter, Richard, Der Untergang der Menschheit, Selbstverlag, Stuttgart
Vogel, A., Der kleine Doktor, Verlag A. Vogel, Teufen (Ar.)
Waerland, Are, Die Bedeutung des Wassertrinkens, Humata Verlag, Bern
Wegmann, Peter, Neue Trends in der Ernährungslehre, Päd. Inst. d. B. f. Oberösterr.
Wegmann, Peter, Fragmente zur neuen Ernährungslehre, Seminarunterlagen
WWL 2/85, Gesünder leben durch Vollwertkost, Eugen Ulmer Verlag, Stuttgart
Zeitgemäße Alternativen, Nr. 2, Jahrg. 2. Beiträge zur Lebensreform aus dem Hause Horst Heiler, Gauting

REGISTER

Alphabetisches Verzeichnis der Rezepte

Im gleichen Verlag erschienen:

Naturpark Schönbuch

Ein Bildband mit 180 Farbaufnahmen vom Schönbuch im Wandel der Jahreszeiten, von seinen Wandertafeln und Parkplätzen, seinen Gehegen und Lehrpfaden.
ISBN 3-924191-05-0 DM 39,80

Zauberhaftes Wildseemorr

Ein Bildband mit 57 Farbaufnahmen von der einzigartigen Moorlandschaft im Nordschwarzwald mit ausführlichen Hinweisen auf die dort vorkommende Flora und Fauna.
ISBN 3-924191-07-7 DM 29,80

Unser Wald darf nicht sterben!

Ein Bildband mit 50 großformatigen Farbaufnahmen und 11 Graphiken. Der Bildband informiert über alle bekannten und noch wenig bekannten wichtigen Einzelheiten zum Thema »Waldsterben«.
ISBN 3-924191-01-8 DM 19,80

Farne und Moose

Ein kleiner Bildband mit 22 Farbaufnahmen. Der Bildband will ein Führer sein um das Schöne, das auch im Kleinen existiert, zu entdecken. Ein preiswertes und individuelles Geschenk zu jedem Anlaß.
ISBN 3-924191-08-5 DM 13,80

Vom wahren Sinn des Lebens

In diesem Buch wird anhand biblischer Beispiele der Versuch unternommen, ein Modell für ein neues Denken zu zeigen, das ökumenisch und ökologisch sein muß und die Grundlage für eine Zukunft des Friedens bietet.
ISBN 3-924191-03-4 DM 16,80

Der Herr ist mein Hirte

Ein kleiner Bildband mit 18 Farbaufnahmen aus dem Heiligen Land. Der Bildband will den 23. Plsam, der in der heutigen Zeit der ernsten Bedrohung unseres Lebns Bedeutung gewinnt, zur Geltung bringen.
ISBN 3-924191-06-9 DM 14,80

Straße der Staufer

Ein Bildband mit 73 Farbaufnahmen zeigt aus dem Heimatland der Staufer Stauferstätten, Kunst und Kultur der damaligen Zeit und informiert über die dazugehörige staufische Geschichte.
ISBN 3-924191-02-6 DM 36,–

Die Frage nach dem wahren Sinn des Lebens stellt sich heute brennender denn je. Die Menschheit steht vor den Gefahren einer Vernichtung durch nukleare, chemische und biologische Waffen, großer Umweltkatastrophen, der Hungersnot und der Umwelt- und Inweltvergiftung.

Gibt es aus dieser beängstigenden Lage überhaupt eine Aussicht auf Befreiung? Wo ist der Ausweg? Worin liegt noch der eigentliche Sinn unseres Daseins? Worin gründet eine Hoffnung für die Zukunft?

Vor über vierzig Jahren erkannte Professor Albert Einstein, daß in unserer heutigen Zeit ein neues Denken eingreifen müsse, da die Atomenergie alles verändert habe, nur unsere Denkweise nicht. Eine grundlegende Umerziehung menschlichen Denkens sei nicht zu umgehen.

In diesem Buch wird anhand biblischer Beispiele der Versuch unternommen, ein Modell für ein neues Denken zu zeigen, das ökumenisch und ökologisch sein muß und die Grundlage für eine Zukunft des Friedens bietet.

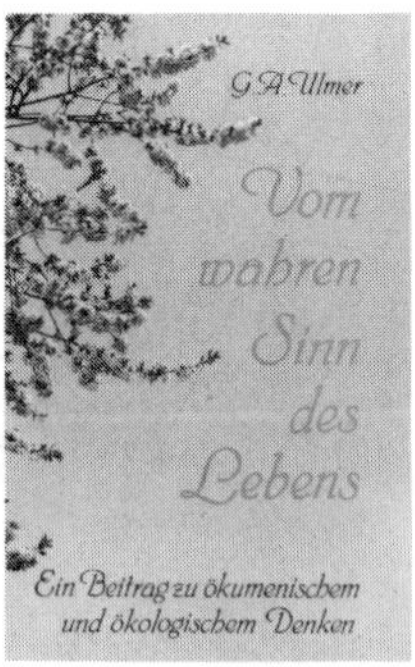

INHALT

128 S., 17 Abb., brosch.
ISBN 3-924191-03-4 DM 16,80